과속 노화의 종말

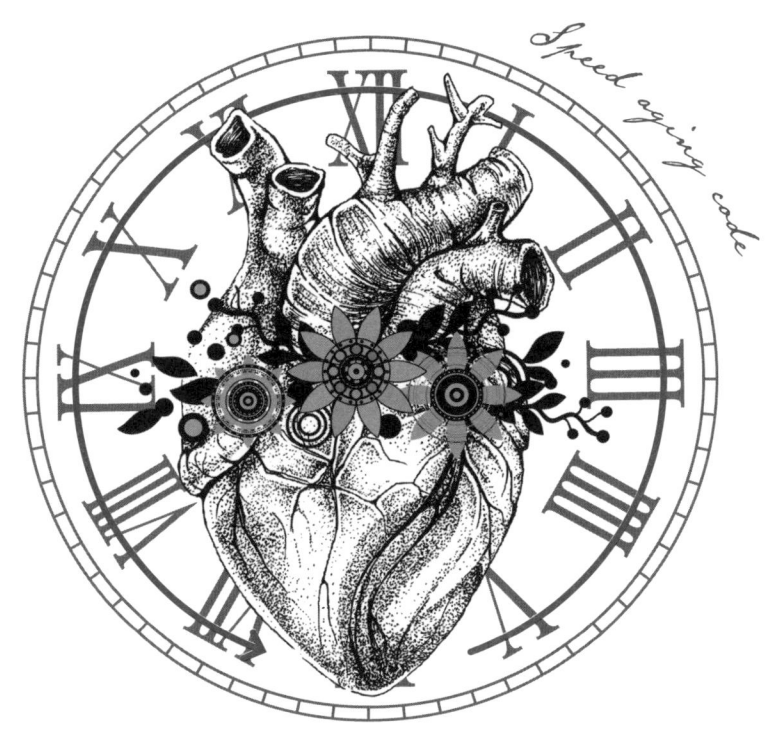

누구나 10년 젊어지는 건강 혁명 프로젝트
과속 노화의 종말

— 박민수 지음 —

빨라지는 노화 시계, 답은 혈당에 있다!
서울대학교 의학박사 박민수 원장이 공개하는 역노화의 비밀

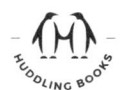

프롤로그

노화는 자연의 섭리가 아닌 하나의 질병입니다

대한민국이 전례 없는 속도로 늙어가고 있습니다. 특히 젊은 세대의 노화 속도는 이전 세대보다 훨씬 빠릅니다. 밀레니얼 세대의 44%가 이미 만성 질환을 한 가지 이상 앓고 있으며, 1965년 이후 출생한 세대는 1950년대 초반 출생자들보다 17% 더 빠른 노화를 경험하고 있습니다. 고혈압, 고콜레스테롤, 우울증, 불안장애가 이전 세대보다 더 일찍 나타나고, 비만, 당뇨병, 암, 심장병과 같은 만성 질환의 위험도 급증하고 있습니다.

우리는 오랫동안 이러한 노화를 삶의 자연스러운 과정이자 피할 수 없는 운명으로 받아들여왔습니다. 매일 아침 거울 앞에서 마주하는 깊어진 주름, 희어진 머리카락, 무거워진 몸을 보며 "나이가 들면 다 그런 거야"라는 말로 스스로를 위로하며 살아왔습니다.

하지만 최신 과학은 놀라운 사실을 밝혀냈습니다. 노화는 더 이상 불가피한 자연의 섭리가 아닌, 치료 가능한 하나의 질병이라는 것입니다. 우리의 몸은 40억 년 진화의 역사가 만들어낸 경이로운 작품입니다. 그리고 우리는 이 생명의 시계를 조정할 수 있는 열쇠를 발견했습니다.

그 열쇠는 바로 '혈당 관리'에 있습니다. 우리 몸 구석구석에 서서히 스며들어 노화 속도를 높이고 질병을 부추기는 '과속 노화'의 주범이 바로 혈당입니다. 마치 가속 페달을 끝까지 밟은 자동차처럼, 눈에 보이지 않는 이 작은 불씨가 온몸을 망가뜨리는 거대한 화마가 되어 결국 '건강'과 '수명'을 동시에 위협합니다.

현대인에게 혈당은 두 얼굴을 가진 존재입니다. 우리가 움직이고, 생각하고, 느낄 수 있는 것은 모두 혈당이 제공하는 에너지 덕분이지만, 지나친 음식 섭취로 빈번하게 겪게 되는 고혈당 상태는 장기적으로 우리 몸에 치명적인 손상을 가져옵니다. 생명을 유지하게 하는 동시에 서서히 우리를 죽음으로 몰아넣기도 합니다.

건강하거나 젊을 때는 체내에 넘치는 혈당을 췌장에서 분비된 인슐린이 글리코겐으로 바꾸어 저장하고, 혈당이 부족할 때 이를 다시 꺼내 쓰는 항상성 체계가 원활하게 작동합니다. 문제는 현대인이 이 항상성 체계가 쉽게 파괴되는 환경에 놓여 있다는 점입니다. 수면 결핍, 과로,

스트레스, 운동 부족, 과식, 비만, 정제된 고혈당지수 음식 위주의 식생활은 우리 몸의 혈당 항상성 체계를 무너뜨립니다. 그 결과 과체중, 비만, 고인슐린혈증, 인슐린 저항성, 대사증후군, 당뇨 전단계, 당뇨병으로 이어지는 이른바 '혈당 노화'의 악순환이 시작됩니다.

한국인 대다수는 선천적으로 약한 인슐린 기능을 가지고 태어납니다. 이는 기아 시대를 견뎌야만 했던 우리 선조들이 번식과 진화 과정에서 만들어 낸 한국인 고유의 체질입니다. 연구에 따르면, 한국인은 서양인에 비해 췌장 크기가 12.3% 작고, 췌장 내 지방 함량은 22.8% 더 많으며, 인슐린 분비 기능이 36.5% 떨어집니다. 이는 모두 우리나라 사람들이 유독 혈당 처리 능력이 부족하다는 사실을 보여주는 증거입니다.

문제는 지금 혈당 폭탄이 전방위로 우리 몸을 공격하고 있다는 것입니다. 과거 당뇨병 청정지대에 가까웠던 우리나라에서도 최근 당뇨병이 크게 늘어나고 있습니다. 2023년 당뇨병 환자 수는 382만 명으로 2019년 대비 18.6% 증가했고, 전체 인구 가운데 10%가 당뇨병 환자가 될 날도 머지않았습니다.

당뇨병에 걸리면 삶은 더할 나위 없이 괴롭습니다. 당뇨병은 당장 생명을 위협하지 않는다는 점에서 암보다 덜 위험해 보일 수 있지만, 오랜 기간 각양각색의 고통을 가져다준다는 점에서 더 고통스러운 질병일 수 있습니다. 당뇨병은 혈관을 서서히 망가뜨려 동맥경화증, 협심증, 심근경색증, 뇌졸중 같은 질병을 초래하고, 당뇨병성 망막증으로 시력을 잃거나, 신경병증으로 각종 신경장애에 시달릴 수 있습니다. 심한 경우 괴저로 인해 발을 절단해야 하는 지경에 이를 수도 있습니다.

이처럼 심각한 고통을 야기하는 당뇨병은 인슐린 생산에 핵심적인 역할을 담당하는 췌장의 기능 저하와 깊이 관련되어 있습니다. 췌장은 한번 기능을 상실하면 되돌리기 어렵습니다. 몸속 깊이 숨어 있어 보이지 않기에 그 중요성을 잊기 쉽지만, 건강할 때 가장 아끼고 보살펴야 할 중요한 장기 중 하나입니다.

하지만 희망은 있습니다. 혈당 관리로 젊음의 시계를 되돌리고 장수할 수 있는 노하우를 이 책 한 권에 모두 담은 것입니다. 그러나 이 책은 단순한 의학 서적이나 노화 연구 결과의 나열이 아닙니다. 우리의 미래를 바꿀 수 있는 근본적이고 구체적인 메시지를 담고 있습니다. 노화는 지연시킬 수 있고, 중단할 수 있으며, 심지어 역전시킬 수도 있습니다. 초고령화 시대를 앞둔 지금, 우리에게는 그 어느 때보다도 이러한 혁신적 접근이 필요합니다.

단순히 오래 사는 것보다 건강하게 사는 것이 중요합니다. 100세를 산다고 해도 건강하지 않은 채로 살아가는 것은 의미가 없습니다. 이제는 건강 장수가 필요한 때입니다. 그러기 위해서는 혈당이라는 두 얼굴의 물질을 신중하고 철저하게 관리하는 지혜와 실천이 필요합니다.

이 책은 혈당의 두 얼굴을 샅샅이 파헤치는 동시에 췌장이 건강할 때 또는 인슐린 분비 기능이 조금 떨어졌을 때 이 소중한 기관을 보살필 수 있는 최신 의학 정보와 건강 관리 기법을 담고 있습니다. 과식이나 속식, 정크푸드나 고혈당지수 음식 대신, 균형 잡힌 영양소와 건강한 먹거리로 채워진 질적 식사로 식생활을 바꾸는 것이 바로 내 몸을 사랑하는 일입니다.

이제 우리는 세월을 두려워하지 않고, 더 젊게, 더 건강하게, 더 행복하게 살아갈 수 있는 새로운 시대를 맞이하고 있습니다. 당신의 인생 2막, 아니 3막을 더욱 건강하고 행복하게 열어갈 수 있는 혁명적인 여정이 바로 여기서 시작됩니다. 이것이 바로 이 책이 당신에게 전하고자 하는 궁극적인 메시지입니다.

논현동 진료실에서 박민수 드림.

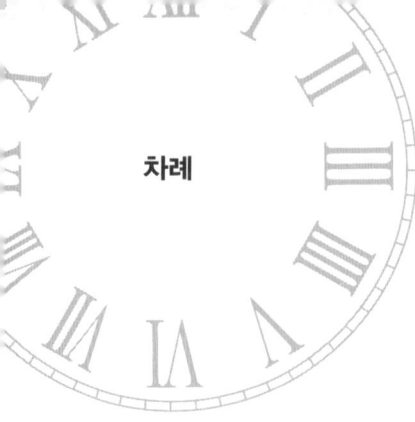

차례

프롤로그 노화는 자연의 섭리가 아닌 하나의 질병입니다 · 5

1장 | 빠르게 늙어가고 있는 대한민국

01 노화의 숨겨진 비밀 : 우리 몸속에서 일어나는 시간의 흔적 · 15
02 후성유전학적 잡음 : 생활 습관이 DNA에 남기는 유산 · 19
03 노화 속도를 좌우하는 세 가지 호르몬 : 인슐린, 코르티솔, 성장호르몬 · 24
04 한국인들이 늙고 있다 · 32
05 노화 속도를 가속하는 달콤한 함정, 혈당 과잉 · 44
06 혈당 폭탄의 경고 : 3多 증상에 귀기울여라! · 50

2장 | 노화 가속 페달을 밟고 있는 주범, 혈당

01 한국인을 중독시키는 탄수화물의 두 얼굴 · 57
02 만성 질환의 도화선이 되는 혈당 스파이크 · 62
03 장수 유전자를 침묵시키는 줄기 질환, 인슐린 저항성 · 66
04 혈당 롤링 현상 : 탄수화물 덫에 가두는 지옥 사이클 · 68
05 혈당 과잉의 위험한 질주 : 만성 염증과 활성산소 · 72
06 현대인의 생활 습관이 만드는 만병의 뿌리, 대사증후군 · 79

3장 | 노화 시계를 거꾸로 되돌리는 기적의 식사법

- 01 혈관과 장 건강을 되돌리는 식탁 위의 비밀 · 85
- 02 마음 챙김 식사법 : 몸과 마음을 다스리는 식탁 혁명 · 92
- 03 거꾸로 식사법, 혈당 스파이크를 잡는 2:1의 마법 · 98
- 04 천천히 씹는 습관이 당신의 식욕을 다스린다 · 102
- 05 독(毒)이 되는 음식 VS 약(藥)이 되는 음식 · 109

4장 | 건강한 내일을 위한 5가지 비법

- 01 노화의 속도를 늦추는 운동의 힘 · 133
- 02 의자병 : 당신을 꼼짝 못 하게 하는 현대 질병 · 142
- 03 손묶임병에서 벗어나 건강을 되찾는 법 · 150
- 04 수면의 질을 높이는 생활 습관 · 156
- 05 충분히 마셔야 늙지 않는다 · 161

5장 | 노화를 늦추는 다섯 가지 생명 코드 5M 혁명

- 01 장수의 다섯 가지 비밀 코드, 5M · 173
- 02 마이크로바이옴과 장 건강의 숨겨진 연결고리 · 179
- 03 멜라토닌, 수면을 넘어선 젊음의 비밀 · 185
- 04 마이오카인, 근육이 분비하는 생명의 호르몬 · 192
- 05 마인드 : 스트레스를 다스리고 노화를 늦추는 생명의 방정식 · 202
- 06 노화를 늦추는 1경 개의 에너지 공장, 미토콘드리아 · 210

에필로그 100세 시대를 어떻게 준비해야 할까? · 227

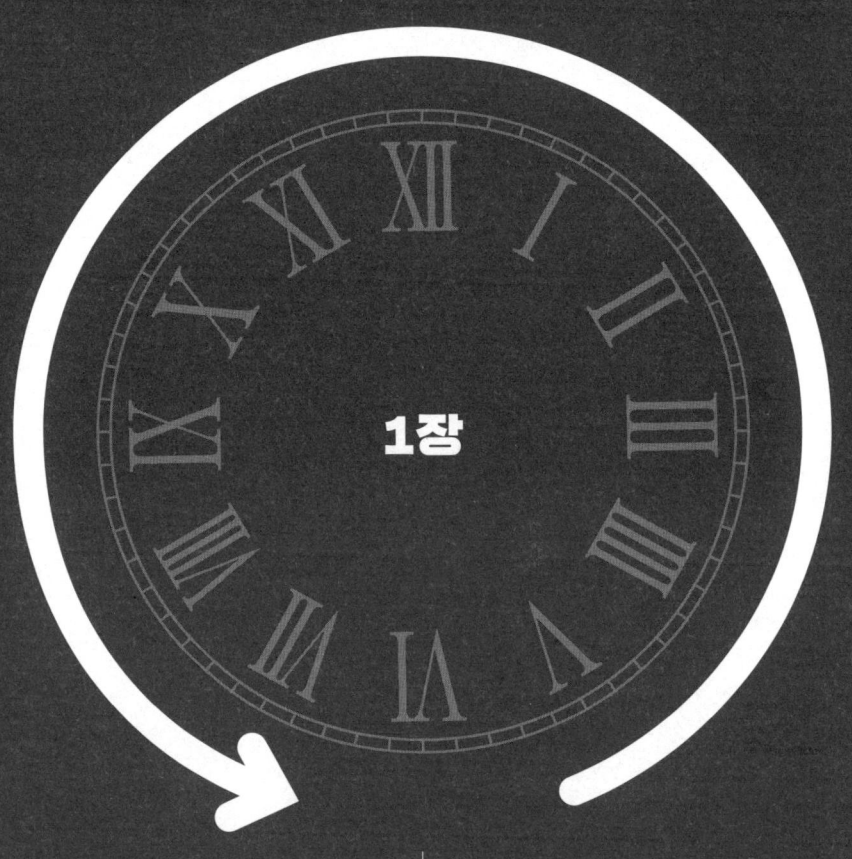

1장

빠르게 늙어가고 있는 대한민국

01

노화의 숨겨진 비밀 :
우리 몸속에서 일어나는 시간의 흔적

우리에게 주어진 것 중 가장 공평한 것은 무엇일까? 그건 아마 시간의 흐름일 것이다. 국적, 나이, 성별, 가진 재산의 많고 적음과는 상관없이 누구에게나 똑같이 주어지는 시간 속에서 우리는 삶을 살아가며, 피할 수 없는 '노화'라는 과정을 겪게 된다.

그렇다면 노화는 무엇일까? 간단히 말해 우리 몸을 이루는 작은 세포들이 시간이 지나면서 낡고 고장 나는 현상이다. 정성껏 쌓아올린 건물이 세월의 흐름에 따라 낡아가는 것과 비슷하다고 생각하면 쉽다. 문제는 이렇게 낡고 손상된 세포들이 우리 몸에서 깨끗하게 청소되지 못하고 계속 쌓인다는 것이다. 이 현상을 바로 '노화'라고 부른다.

좀 더 자세히 들여다볼까? 우리 몸의 설계도라고 할 수 있는 DNA Deoxyribo nucleic Acid는 유전 정보를 담고 있는 아주 중요한 물질인데, 시간이 흐르면서 자연스럽게 변형된다. 이러한 DNA 변형은 세포를 손상시키고, '유전체* 불안정성', '텔로미어 마모', '후성유전학**적 잡음'과 같은 여러 문제들을 일으키면서 노화를 부추긴다.

여기서 '유전체 불안정성'이란, 자외선, 방사선, 화학 물질, 활성산소와 같은 외부 요인 때문에 DNA가 손상되는 현상을 말한다. DNA가 손상되면 우리 몸에 필요한 단백질을 제대로 만들지 못하거나, 엉뚱한 단백질을 만들어 세포 기능에 혼란이 생긴다. 우리 몸은 DNA 손상을 감지하면 스스로 복구하려는 시스템을 갖추고 있지만, 나이가 들수록 손상이 누적되고 복구 시스템마저 낡아가면서 제대로 작동하지 않게 된다.

'텔로미어 마모'는 이름에서 유추할 수 있듯이 염색체 끝부분에 있는 '텔로미어 Telomere'라는 부위가 닳는 것을 의미한다. 텔로미어는 마치 신발 끈 끝에 있는 플라스틱 팁처럼 DNA를 보호하는 역할을 하는데, 세포가 분열할 때마다 길이가 점점 짧아진다. 텔로미어가 완전히 닳아 없어지면 DNA가 손상되고, 세포는 더 이상 정상적으로 분열하지 못하고 늙어버린다.

---

* 유전체: 세포나 생물이 가지는 모든 유전 정보의 총합
** 후성유전학: DNA 염기서열 변화 없이 유전자 발현이 조절되는 유전 현상 연구 분야

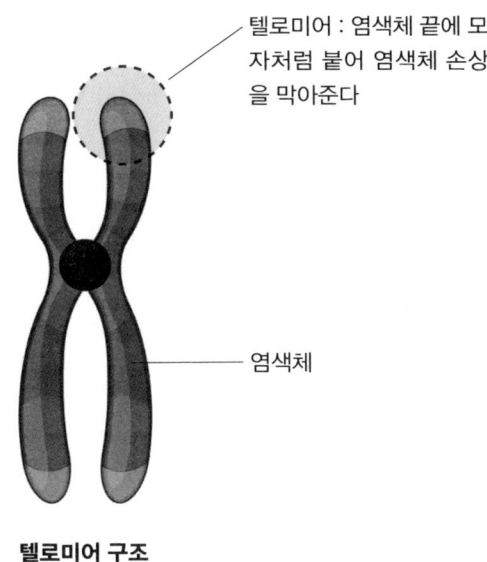

텔로미어 구조

  세계 최초 복제 양 '돌리'의 짧은 수명은 텔로미어 마모가 노화에 얼마나 큰 영향을 미치는지 보여주는 대표적인 예시다. 보통 양의 평균 수명은 12년인데, 복제 양 돌리는 6년밖에 살지 못했다. 돌리는 복제될 때 이미 텔로미어가 6년이나 닳아 있었기 때문이다. 이처럼 세포가 외부에서 배양될 때 분열 횟수가 제한되는 현상을 '헤이플릭 한계Hayflick limit'라고 부른다. 물론, 과학자들은 텔로미어를 유지하는 효소인 텔로머레이즈Telomerase를 이용해서 노화를 늦추는 연구를 계속하고 있다.

  마지막으로 '후성유전학적 잡음'은 유전 정보 자체가 변하는 것이 아니라, 유전 정보를 읽는 방식이 변하는 것을 말한다. 유전자가 똑같은 일란성 쌍둥이도 자라면서 환경이나 생활 습관에 따라 노화 속도가 달라지는 것을 보면 이해하기 쉽다. 약물, 환경 오염, 스트레스, 식습관, 심지어 부부의 생활 방식까지 후성유전학적 변화를 일으킬 수 있다. 한가지 흥미로운 점은 DNA 돌연변이와는 달리 후성유전학적 변화는 되돌릴 수 있다는 것이다. 그래서 후성유전학은 노화 방지 연구 분야에서 주목받고 있다.

02

후성유전학적 잡음 : 생활 습관이 DNA에 남기는 유산

최근 연구 결과에 따르면 인간의 최대 수명은 약 150세 정도라고 한다. 그러나 한편에서는 인간의 평균 수명이 200세까지 늘어날 수 있다는 희망적인 이야기도 나누고 있다. 건강 관리를 잘하고 의학 기술의 도움을 받는다면 100세 넘게 사는 것이 더 이상 꿈이 아닌 시대가 도래한 것이다.

하지만 모든 사람이 기대 수명을 다 누리는 것은 아니다. 어떤 사람은 100세까지 건강하게 장수하는 반면, 어떤 사람은 40세가 되기 전에 세상을 떠나기도 한다. 개인 자산에 점점 빈부 격차가 발생하는 것처럼 인간 수명도 양극화될 수 있다는 의미다. 이런 불확실한 시대에 '어떻게 하면 건강하게 오래 살 수 있을까?'라는 질문은 우리에게 더욱 간절하게 다가온다.

앞서 잠시 언급했던 후성유전학은 최근 과학계에서 아주 활발하게 연구하는 분야다. 후성유전학은 DNA 메틸화*나 크로마틴 변형**과 같은 현상을 통해 유전자 발현이 DNA 염기 서열 변화 없이도 조절될 수 있다는 것을 알려준다. 즉, 외부 환경 요인이 유전자 발현에 엄청난 영향을 미칠 수 있다는 뜻이다.

놀랍게도 오염 물질, 영양 불균형, 심각한 스트레스와 같은 외부 요인들은 특정 유전자의 스위치를 켜서 건강에 나쁜 영향을 계속 줄 뿐만 아니라, 그 영향이 다음 세대까지 유전될 수도 있다는 연구 결과가 존재한다. 건강하지 못한 생활 방식이 유전적으로 후손에게까지 전달될 수 있다는 섬뜩한 경고인 셈이다.

그렇기 때문에 '가족력'은 후성유전학적으로 깊이 생각해 볼 필요가 있다. 가족력이란 가족 구성원 중 2명 이상이 같은 질병을 앓는 경우를 말하는데, 이는 단순히 유전적인 요인뿐만 아니라 가족 구성원들이 함께 공유하는 생활 습관, 식습관, 성격과도 아주 밀접한 관련이 있다. 질병 유전자의 스위치를 켜는 생활 습관들이 가족 내에서 대대로 이어지

---

*DNA 메틸화 : DNA 특정 부위에 메틸기가 붙어서 유전자 발현을 억제하는 현상
**크로마틴 변형 : DNA와 단백질 복합체인 크로마틴 구조가 바뀌어서 유전자 발현에 영향을 주는 현상

면서 특정 질병이 계속 반복된다는 뜻이다. 우리는 이러한 현상을 '후성유전학적 잡음'이라고 부른다. 오래된 라디오에서 잡음이 섞여 나오는 것처럼, 잘못된 생활 습관이 유전자 발현에 혼란을 일으켜 노화를 부추기고 질병 위험을 높이는 상황을 비유적으로 표현한 것이다.

후성유전학적 잡음은 시간이 흐르면서 몸속에 쌓여서 앞서 이야기했던 유전체 불안정성을 키운다. 한 세대에서 쌓인 후성유전학적 변형은 다음 세대에 그대로 전달될 수 있다. 유전적으로 똑같은 일란성 쌍둥이조차도 후성유전학적 차이 때문에 한 명은 암에 걸려 일찍 죽고, 다른 한 명은 건강하게 장수하는 극명한 차이가 나타날 수 있다는 점은 후성유전학적 잡음의 심각성을 분명하게 보여준다.

영양 불균형과 산화 스트레스가 만드는 후성유전학적 악순환

후성유전학적 잡음을 일으키는 여러 외부 요인 중에서 가장 큰 영향을 미치는 것은 바로 영양 불균형이다. 특히, 엽산, 베타인, 콜린, 비타민 B군과 같은 메틸 관련 영양소가 부족하면 아미노산의 일종인 체내 호모시스테인 수치가 높아지면서 각종 질병 유전자 스위치가 켜진다. 그리고 심각하면 암, 치매, 심혈관 질환과 같은 질병으로 이어질 수 있다. 이를 막기 위해서는 균형 잡힌 식단이 꼭 필요하다. 건강한 식탁은 후성유전학적 잡음을 줄이는 가장 기본적이면서도 강력한 무기인 셈이다.

영양 불균형 이외에도 산화 스트레스와 만성 염증 또한 후성유전학적 잡음을 키우는 주범이다. 산화 스트레스를 높이는 생활 습관, 만성 염증을 유발하는 행동들은 노화를 앞당기는 아주 위험한 요인으로 작용하기 때문이다. 가족력으로 다시 예를 들어보자면, 윗세대에서 물려받은 산화 스트레스와 만성 염증을 악화시키는 생활 습관이 결국 노화와 질병 스위치를 켜는 핵심 원인이 된다.

흥미로운 점은 산화 스트레스와 만성 염증이 서로 아주 밀접하게 연결되어 있다는 것이다. 산화 스트레스는 몸속 활성산소가 너무 많아져서 정상 세포를 공격하는 상태를 말하며, 만성 염증은 염증 원인이 사라지지 않고 오랫동안 계속되는 염증 반응을 의미한다. 이때, 산화 스트레스가 계속되면 만성 염증이 생기고, 만성 염증은 다시 산화 스트레스를 더 심하게 만드는 악순환이 반복된다.

이러한 악순환은 대사증후군과 같은 만성 질환뿐만 아니라, 심혈관 질환, 신경 퇴행성 질환, 심지어 암까지 유발할 수 있다. 염증이 오래 지속되면 산화 스트레스가 더 심해지고, 이는 DNA 유전자 염기 서열에 변이를 일으켜 암 발생 위험을 높이는 무서운 결과를 초래한다.

시간이 흐르면서 나타나는 노화는 계속적인 산화 스트레스를 유발해서 우리 몸을 만성 염증 상태로 만들 수 있다. 하지만 우리는 스스로 노화 페달을 밟을 수도, 멈출 수도 있다. 산화 스트레스를 줄이기 위해서는 충분한 수면과 규칙적인 운동, 항산화 성분이 풍부한 음식 섭취 같은 건강한 생활 습관을 실천해야 하는 이유다. 특히, 나이가 들수록 항산화 능력이 떨어지기 때문에 젊을 때보다 더 적극적으로 항산화 식품을 챙겨 먹는 노력이 필요하다. 결국, 건강한 삶은 스스로의 선택과 노력에 달려 있는 것이다.

03

노화 속도를 좌우하는 세 가지 호르몬 :
인슐린, 코르티솔, 성장호르몬

결론적으로 노화는 시간이 흐르면서 유전자 변화가 쌓여서 나타나는 현상이다. 때문에 유전체 불안정성, 텔로미어 마모, 후성유전학적 잡음과 같은 징후들을 막을 수 있다면, 노화 속도를 늦출 수 있다는 의미가 된다. 오래된 자동차를 꾸준히 점검하고 엔진 오일을 교체하면 그 수명을 늘릴 수 있는 것과 같은 이치다.

이런 맥락에서 호르몬 노화와 불균형은 그냥 지나칠 수 없는 문제다. 특정 호르몬들은 유전적 변화로 인한 노화 속도를 더 빠르게 만드는 '노화 촉진제' 역할을 하기 때문이다. 특히, 인슐린, 코르티솔, 성장호르몬 이 세 가지 호르몬은 노화 속도를 결정짓는 아주 중요한 존재라고 할 수 있다.

이 세 호르몬은 노화의 뿌리를 깊숙이 내리고 영향을 미치는 '노화 삼총사'와 같다. 이 호르몬들을 조절하는 분비 시스템과 기능에 문제가 생기면 유전자 변화를 부추겨서 결국 노화를 심화시키는 가장 큰 원인이 된다. 따라서 이 세 호르몬의 균형을 잘 유지하는 것이 건강한 노년을 위한 가장 중요한 열쇠라고 할 수 있다.

인슐린 : 인간의 생명 시계를 조절하는 관리자

인슐린Insulin은 우리 몸의 체력을 유지하는 데 꼭 필요한 호르몬이다. 췌장에서 분비되는 인슐린은 우리 몸의 주요 에너지원인 포도당을 세포 속으로 쏙쏙 흡수하도록 신호를 보내는 역할을 한다. 우리 혈액 속에는 항상 일정량의 포도당이 유지되어야 하는데, 이는 포도당이 뇌, 신경, 폐 등 우리 몸 곳곳의 에너지원으로 사용되기 때문이다. 자동차가 움직이기 위해 휘발유가 필요한 것처럼, 우리 몸도 포도당이라는 에너지원을 끊임없이 공급받아야 생명 활동을 유지할 수 있다.

인슐린은 우리가 먹은 탄수화물을 포도당으로 분해해서 세포에 에너지를 공급하는 아주 중요한 역할을 한다. 우리 몸은 항상 일정한 상태를 유지하려는 성질, 즉 항상성homeostasis이 있어서 혈당 수치를 항상 일정 범위 내로 조절하려고 한다. 인슐린 외에도 글루카곤*, 갑상선 호르몬, 부신피질 호르몬 등 여러 호르몬들이 여기에 관여한다. 우리가 밥을 먹고 혈당이 높아지면 췌장에서 인슐린이 분비되어 포도당을 글리코겐 형태로 바꿔서 간과 근육에 저장함으로써 혈당 수치를 낮추고 일정하게 유지하는 것이다. 하지만 인슐린 기능에 문제가 생기면 혈액 속 포도당을 제대로 처리하지 못하는 당뇨병이 생기고, 이는 혈관과 장기를 손상시켜 노화를 부추기는 결과를 낳는다.

체내 인슐린 분비 시스템

- 이자 : 인슐린 분비 촉진 → 간 : 포도당을 글리코겐으로 합성
- 혈액 속 포도당량 감소
- 혈당량 높아짐
- **혈당량 정상 수준**
- 혈당량 낮아짐
- 자율신경계
- 이자 : 글루카곤 분비 촉진
- 간 : 글리코겐을 포도당으로 분해
- 혈액 속 포도당량 증가

＊글루카곤 : 혈당을 높이는 호르몬

나이가 들수록 과식을 할 때가 늘어나고 나쁜 생활 습관이 쌓이기 쉽다. 이로 인해 췌장 기능이 빠르게 저하되면서 차츰 인슐린 분비량이 줄어들고, 덩달아 인슐린 저항성*이 높아지면서 혈당 조절이 점점 어려워지는 것이 사실이다. 이는 여러 질병 발생 위험을 높이고 노화를 가속화하는 주요 원인이 된다. 결국, 인슐린은 단순히 혈당을 조절하는 호르몬을 넘어서, 우리 삶의 길이와 건강을 좌우하는 아주 중요한 존재인 것이다.

우리 몸의 긍정 에너지, 코르티솔

기력은 활기찬 일상생활을 유지하는 데 필수적인 요소다. 이러한 기력을 우리 몸에서 조절하는 핵심 호르몬이 바로 코르티솔cortisol이다. 콩팥 위에 붙어있는 부신의 피질에서 분비되는 코르티솔은 외부 스트레스와 같은 자극에 맞서 우리 몸이 최대한의 에너지를 끌어낼 수 있도록 돕는 역할을 한다. 또한, 코르티솔은 시상하부**와 뇌하수체***를 자극해서 코르티솔 분비를 조절하는 복잡한 시스템을 가지고 있다. 이처럼 코르티솔은 단순하게 스트레스에 대응하는 호르몬을 넘어서 우리 생명 유지에 꼭 필요한 여러 기능을 수행하는 '활력의 호르몬'이라고 할

---

*인슐린 저항성 : 인슐린에 대한 세포 반응이 줄어 혈당 조절 능력이 떨어지는 현상
**시상하부 : 호르몬 분비, 체온 조절, 감정 조절 등 다양한 기능 담당
***뇌하수체 : 성장호르몬, 갑상선 자극 호르몬 등 다양한 호르몬 분비

수 있다.

코르티솔의 중요한 역할 중 하나는 혈압과 포도당 수치를 높이는 것이다. 이는 위기 상황이나 스트레스 상황에서 우리 몸이 외부 위협에 맞서 싸우거나 도망칠 수 있도록 에너지를 빠르게 공급하고 신체 기능을 활성화하기 위함이다. 이처럼 원래 코르티솔은 손상된 몸과 마음을 회복시키고 위기 상황을 극복하도록 돕는 긍정적인 호르몬이지만, '과유불급'이라는 말처럼 너무 지나치면 오히려 문제가 생긴다. 무슨 일이든 지나치거나 부족하지 않게 균형을 맞추는 중용의 미덕이 중요하듯이, 우리 몸 역시 조화와 균형이 깨졌을 때 건강에 빨간불이 켜진다. 코르티솔은 바로 이러한 균형과 절제의 중심에 있는 호르몬인 것이다.

이러한 코르티솔은 혈압 유지, 전해질 균형, 에너지 저장 및 사용 조절, 면역 기능 유지, 염증 및 알레르기 반응 조절, 정신적 안정 유지 등 생명과 항상성 유지에 필수적인 여러 역할을 수행한다. 하지만 앞서 말했듯이 코르티솔이 너무 부족하면 혈압이 떨어져서 정신을 잃거나 심하면 생명을 잃을 수도 있다.

반대로 코르티솔이 너무 많이 분비되면 인슐린 기능이 떨어져서 인슐린 저항성을 유발하고, 비만, 당뇨, 고혈압과 같은 대사증후군 발생 위험을 높인다. 뿐만 아니라, 만성 피로, 우울증, 생리 불순, 식욕 증가 등 여러 건강 문제들을 일으키기도 한다.

따라서 평소에 절제와 중용의 생활 습관을 통해서 코르티솔 분비 균형을 유지하는 것이 아주 중요하다. 특히, 스트레스가 계속 이어진다면 코르티솔 분비 불균형이 심해져서 아침에 일어날 때 기운이 없고, 하루 종일 피로가 지속되는 부신 피로 증후군으로 이어질 수 있으니 조심해야 한다.

성장호르몬 : 생체 시계를 되돌리는 젊음의 샘

세포 성장과 재생을 돕는 호르몬인 성장호르몬Human Growth Hormone은 뇌하수체에서 분비되며, 뼈와 근육 성장을 촉진한다. 성장기에 특히 중요한 역할을 하지만, 성장기가 끝난 후에도 세포 재생, 근육 형성, 체지방 감소 등 여러 대사 과정에 관여하여 우리 몸을 젊고 건강하게 유지하는 데 꼭 필요한 호르몬이다.

놀랍게도 성장호르몬은 뼈 속 골수에서 지방 세포가 쌓이는 것을 막는 역할도 한다. 지방 세포가 줄어들면 골수에서 적혈구와 백혈구 생성이 늘어나는데, 적혈구와 백혈구는 특히 나이가 많은 노년층에서 줄어들기 쉬운 세포들이다. 따라서 성장호르몬은 혈구 생성을 촉진해서 면역력을 높이고 노화를 방지하는 '젊음의 샘'과 같은 역할을 하는 것이다.

성인의 성장호르몬 수치를 측정해 보면 나이가 같아도 성장호르몬 분비량에 2배 이상 차이가 나는 경우가 생각보다 많다. 그만큼 성장호르몬은 개인차가 큰 호르몬이며, 생활 습관과 노력에 따라서 분비량을 늘릴 수 있는 여지가 충분히 있다는 뜻이다. 의외로 많은 사람들이 성장호르몬의 중요성을 잘 모르지만, 근력 감소, 만성 피로, 기억력 감퇴, 성기능 저하 등 노화와 관련된 여러 문제들의 뒤에는 성장호르몬 감소가 숨어 있다.

문제는 성장호르몬이 하루 종일 꾸준히 분비되는 것이 아니라는 점이다. 성장호르몬은 맥박처럼 일정한 간격을 두고 분비되며, 깊은 수면 상태에 빠진 후에 가장 활발하게 분비된다. 따라서 잠이 부족하거나 잠의 질이 떨어지는 것은 성장호르몬 분비 감소의 주요 원인이 된다. '잠이 보약'이라는 말은 결코 과장된 말이 아니다.

성장호르몬은 사춘기에 최고로 많이 분비된 후, 20대 이후부터 매 10년마다 약 14.4%씩 감소해, 60대가 되면 20대의 절반 이하 수준으로, 70대가 되면 20대의 20% 이하 수준으로 확 줄어든다. 시간이 갈수록 점점 줄어들기만 하는 성장호르몬은 노화 방지 및 젊음 유지에 꼭 필요한 여러 대사 과정에 깊숙이 관여한다. 어떤 학자들은 이름 때문에 오해가 생길 수 있다면서, '항노화 호르몬anti-aging hormone' 또는 '회춘 호르몬'으로 이름을 바꿔야 한다고 주장하기도 한다. 그만큼 성장호르몬은 노화 방지에 엄청난 영향을 미치며, 우리 몸 전체 기능을 젊게 유지하는 데 아주 중요한 역할을 한다는 뜻이다. 지금까지 연구를 통해 밝혀진 성장호르몬, 아니, 회춘 호르몬의 주요 효과는 다음과 같다.

성장호르몬 주요 효과

1. **노화 방지** : 피부를 젊고 탄력 있게 만들고, 신체 전반의 활력을 증진시킨다.

2. **세포 재생** : 손상된 세포를 복구하고 새로운 세포 생성을 촉진하여 신체 기능 회복 및 활력 증진에 기여한다.

3. **뇌 기능 활성화** : 뇌세포를 재생시켜 기억력 감퇴를 예방하고 인지 능력을 향상시킨다.

4. **성 기능 개선** : 성 기능 관련 세포를 활성화시켜 성 기능 저하를 예방하고 성적 만족도를 높인다.

5. **체형 개선** : 근육량을 늘리고 체지방을 감소시켜 건강하고 탄력 있는 몸매를 만들어준다.

6. **피부 미용** : 피부 세포 재생을 촉진하여 피부를 맑고 건강하게 가꿔준다.

7. **골다공증 예방** : 뼈의 밀도를 높여 골다공증 위험을 감소시킨다.

실제로 65세 이상 노인의 약 3분의 1은 성장호르몬 부족 때문에 노인성 동맥경화, 뇌졸중, 심장마비와 같은 심각한 대사 이상을 겪는다고 한다. 그러므로 건강한 노년을 맞이하고 싶다면 성장호르몬 관리에 적극적으로 신경 써야 한다.

04

한국인들이
늙고 있다

　사람이라면 누구나 자신에게 주어진 노화 시계가 조금이라도 늦게 움직이길 바랄 것이다. 노화 시계를 늦추기 위해서는 유전적 요인보다는 생활 습관과 식습관을 개선해야 한다. 더불어 노화 촉진 호르몬이라고 알려진 세 가지 호르몬, 인슐린과 코르티솔, 성장호르몬의 균형을 바로잡으려는 노력이 꼭 필요하다.

　하지만 안타깝게도 현실은 그렇게 쉽지 않다. 요즘 대한민국 사람들은 이러한 노력과는 점점 멀어지고 있는 것 같다. 이로 인해 우리는 점점 더 빨리 늙어가고 있는 것이다. 그렇다면 왜 한국인들은 예전보다 더 빨리 늙어가고 있는 걸까? 늘어가는 대한민국, 그 안타까운 현실을 자세히 들여다보자.

현대인의 노화 시계를 가속하는 생활 환경의 변화

생활 환경 변화는 우리 생활 방식과 습관을 완전히 바꿔놓았다. 많은 사람들이 시골을 떠나 도시로 향하면서 도시는 숨 막힐 듯 빽빽한 건물 숲으로 가득 차고, 개인의 집은 점점 좁아졌다. 푸른 나무와 풀이 가득한 바깥 공간은 줄어드는 반면, 편리한 시설들이 가득한 실내 공간은 넘쳐났다. 이렇게 되면서 자연스럽게 우리의 생활 반경은 실내로 좁혀지고, 야외 활동은 점점 줄어들고 있다. 도시는 편리함과 풍요로움을 가져다주었지만, 운동 부족과 자연과의 단절이라는 어두운 그림자를 드리운 것이다.

특히 실내에서 디지털 기기 사용이 늘어나고, 이것이 중독으로 이어질 경우에는 문제가 더 심각해진다. 디지털 기기 이용에 너무 많은 시간을 쏟게 되면 현실과의 괴리감, 불안감과 같은 정신적 스트레스가 심해지고, 이러한 어려움을 피하려고 다시 디지털 세상에 빠져드는 악순환에 갇히게 된다. 손안의 스마트폰은 세상의 모든 정보와 즐거움을 담고 있지만, 현실 도피처가 되어 우리를 고립시키고 병들게 할 수도 있는 양날의 칼과 같다.

소셜 미디어 또한 우리 정신 건강을 위협하는 또 다른 요인이다. 소셜 미디어는 화려하고 비현실적인 아름다움, 완벽하게 포장된 삶의 모습을 계속해서 보여주면서 다른 사람들과의 비교와 경쟁심을 부추긴다. 특히 소셜 미디어를 많이 사용하는 젊은 세대는 이러한 영향에 더 쉽게 상처받는다. 자신의 외모, 능력, 삶을 다른 사람들과 끊임없이 비교하면서 불안, 열등감, 상대적 박탈감에 시달리고, 심한 스트레스를 받기도 한다. SNS 피드 속에 보이는 화려한 다른 사람들의 삶은 때로는 달콤한 독이 되어 우리 마음을 아프게 할 수 있는 것이다.

현대 생활의 조용한 살인자, 운동 부족

편안함과 안락함만을 쫓는 요즘 생활 방식은 아이러니하게도 우리 몸과 건강을 해치는 독이 될 수 있다. 차를 타는 횟수가 늘고, 디지털 기기에 의존하는 시간이 많아지면서 일상생활 속에서 몸을 움직이는 횟수는 점점 줄어들고 있기 때문이다. 예전에는 물을 긷고, 장작을 패고, 산에서 채집 활동을 하며 먹을 것을 찾고, 빨래를 하는 일상적인 활동 자체가 운동이 되었지만, 현대 사회에서는 일부러 시간을 내서 운동하지 않으면 몸을 움직일 일이 거의 없다.

이와 같은 운동 부족은 우리 몸에 여러 가지 문제들을 일으킨다. 근육은 점점 줄어들고, 몸의 리듬이 깨지며, 인슐린 기능도 떨어진다. 결국, 노화 속도는 걷잡을 수 없이 빨라져 몸 기능이 약해질 수밖에 없다. 운동 부족은 모든 병의 근원이며, 조용한 살인자와 같이 우리 건강을 조금씩 망가뜨린다. 이를 피하기 위해 운동을 해야 한다. 규칙적인 운동은 노화 시계를 늦추는 가장 효과적인 방법 중 하나다.

혼밥 문화 : 편안함 뒤에 숨은 영양 불균형의 그림자

　혼자 밥을 먹는 혼밥 문화가 늘어나는 것도 한국인의 식습관을 바꾸는 중요한 원인 중 하나다. 혼밥의 핵심 키워드는 바로 1인 가구다. 1인 가구는 인스턴트 식품 섭취율과 외식 비율이 높고, 혼자 밥을 먹는 경우가 많기 때문이다. 통계청 자료에 따르면 우리나라 1인 가구 비율은 2015년 27.2%, 2017년 28.6%, 2019년 30%로 계속 높아지고 있으며, 2035년에는 34.3%까지 늘어날 것으로 예상된다. 특히 20대 1인 가구 비율이 가장 높고, 30대가 그 뒤를 잇고 있다고 한다.

　문제는 혼자 먹는 밥이 영양 불균형을 일으키기 쉽다는 것이다. 채소 섭취는 줄고, 음료수나 술 섭취는 늘어나며, 단백질, 칼슘과 같은 필수 영양소는 부족해지기 마련이다. 반대로, 당질, 나트륨 섭취는 너무 많아지기 쉬워서 비만, 고혈압 등 만성 질환 위험을 높인다. 특히 20대와 30대는 지방 섭취는 너무 많고, 과일·채소 섭취는 부족한 식생활 문제가 심각하게 나타나 젊은 나이에도 만성 질환으로 고생하는 사람들이 늘고 있다. 혼밥은 간편함을 주지만, 건강을 빼앗아가는 주범이 될 수 있는 것이다.

'빨리빨리' 식습관 경보! 젊은 세대 건강 적신호

도시화와 갑작스러운 생활 변화는 특히 젊은 세대의 식습관에 큰 영향을 준다. 새로운 문화를 빨리 받아들이는 젊은 세대는 편리함과 속도를 중요하게 생각하는 도시 문화에 익숙해져서 빨리 먹는 식사와 밖에서 사 먹는 음식을 거의 매일 즐긴다. 바쁜 일상 속에서 '빨리빨리' 문화는 식사 문화에도 깊숙이 들어온 것이다.

하지만 속도를 중요하게 생각하는 식습관은 건강을 망치는 지름길이 될 수 있다. 여유 없이 빨리 먹는 식사는 영양 불균형을 일으키고, 소화 불량과 과식을 유발하며, 결국 만성 질환 발병 위험을 높인다. 천천히 먹는 식사는 건강을 지키는 아주 좋은 습관이다.

몸속 호르몬을 교란하는 스트레스 과잉 현상

스트레스는 만병의 근원이라고 불릴 만큼 건강에 아주 해로운 존재다. 특히 한국인들은 극심한 스트레스 속에서 살아가고 있다. 긴 노동 시간, 치열한 경쟁 사회 등 한국 사회는 스트레스를 유발하는 요인으로 가득하다. OECD 국가 중에서 자살률 1위의 불명예를 얻은 것이 바로 그 증거다.

문제는 스트레스가 우리 몸속 호르몬 체계에 혼란을 일으키고 노화를 부추긴다는 점이다. 스트레스는 인슐린 분비 기능을 떨어뜨리는 직접적인 원인이 될 뿐만 아니라, 식욕을 억제하는 뇌 기능을 마비시켜 과식을 유발하기도 한다. 스트레스가 심해지면 혈액 속 인슐린 수치가 일시적으로 높아져 췌장에 부담을 주고, 결과적으로 인슐린이 너무 많이 분비되는 악순환이 계속되는 것이다.

이처럼 스트레스는 우리 몸에 두 번 타격을 주는 최악의 적과 같다. 만병의 근원인 스트레스, 요즘 사람들의 고질병인 노화의 주범이라고 해도 과언이 아니다.

소셜 미디어가 부추긴 자극적인 맛의 함정

자극적인 음식은 젊은 세대의 입맛을 사로잡는 달콤한 유혹이다. 학업, 취업, 직장 생활, 인간 관계 등 여러 스트레스에 시달리는 젊은 세대는 자극적인 맛으로 스트레스를 해소하려는 경향을 보인다. 맵고, 짜고, 단 강렬한 맛과 향은 젊은 세대의 입맛을 사로잡고 잠깐의 즐거움을 주지만, 건강에는 빨간불을 켜는 위험한 요소가 되고 만다.

최근 젊은 세대 사이에서 유행하는 매운 음식은 위벽을 자극해서 소화 불량, 위염, 위궤양과 같은 소화기 질환을 유발하고, 심할 경우에는 암 발생 위험까지 높일 수 있다. 더불어 소화기관에 문제가 생기면 영양소 흡수가 제대로 이루어지지 않아서 영양 불균형, 체력 저하, 면역력 약화 등 여러 건강 문제로 이어질 수 있다. 입은 즐거울지 몰라도 몸은 병들어가는 것이 자극적인 음식의 진짜 모습이다.

디지털 환경에 익숙한 20~30대는 인터넷을 통해 식품 정보를 얻는 경우가 많다. 문제는 소셜 미디어 속 음식 트렌드가 너무 빨리 변하고, 음식 관련 유명인의 영향력은 점점 커지고 있다는 것이다. 이는 균형 잡힌 식단과는 거리가 먼 음식 섭취를 부추기거나 과식을 조장하는 콘텐츠가 점점 많아짐을 의미한다. 그리고 이는 잘못된 식습관을 만드는 결과를 초래할 수 있다. 여기서 끝이 아니다. 광고나 돈을 받고 하는 홍보를 통해 식품에 대한 잘못된 정보가 전달될 수 있으므로 소셜 미디어 정보를 무조건 믿는 것은 아주 위험하다. 균형 잡힌 식단에 대해 비판적으로 생각하고 꼼꼼하게 따져보는 능력이 필요한 때다.

젊은 성인병 환자를 만드는 현대인의 적, 대사증후군

앞에서 이야기했던 잘못된 생활 습관과 식습관들이 차곡차곡 쌓여서 요즘 사람들의 고질병인 고혈압, 당뇨병, 고지혈증과 같은 대사증후군을 불러온다. 대사증후군은 만병의 씨앗이라고 불릴 정도로 여러 심각한 질병 발생 위험을 높이는 아주 위험한 상태이다. 예전에는 대사증후군이 주로 중장년층에게서 나타났지만, 요즘에는 20~30대 젊은 세대는 물론, 10대 청소년들에게서도 발병률이 높아지고 있다는 사실은 정말 충격적이다.

아직 당뇨병 진단을 받지 않았거나 당뇨병 전 단계가 아니더라도 고혈압이나 고지혈증과 같은 질병이 이미 생겼거나 생길 가능성이 높아졌다면 시간 문제일 뿐, 곧 당뇨병이 생길 가능성이 아주 높다. 고혈압,

당뇨병, 고지혈증 이 세 가지 질병 뒤에는 대사증후군이라는 똑같은 원인이 숨어 있다. 노화라는 피할 수 없는 현상을 늦추고 건강하게 오래 살고 싶다면, 혈당 관리와 혈관 건강부터 적극적으로 관리해야 한다. 혈당과 혈관은 건강하게 오래 사는 삶의 핵심 키워드다.

5년간 연령대별 대사증후군 환자 증가율

연령대	2018년	2022년	증가율(%)
0~9세	5,955	7,291	22.4
10대	31,929	44,698	40
20대	104,958	154,979	47.7
30대	413,716	517,845	25.2
40대	1,433,184	1,648,479	15
50대	3,157,450	3,481,435	10.3
60대	3,324,607	4,379,211	31.7
70대	2,383,841	2,770,741	16.2
80대 이상	1,087,675	1,511,857	39

출처 : 건강보험심사평가원

혈관 건강, 우리 몸의 생명선을 사수하라

혈관은 심장에서 힘차게 뿜어져 나온 혈액을 온몸 구석구석 전달하고, 다시 심장으로 되돌려 보내는 생명의 통로와 같다. 우리 몸 곳곳에 산소와 영양분을 실어 나르는 혈관, 이 길이 막히면 건강은 물론 생명까지 위태로워질 수 있다는 것은 너무나 당연한 이치다. 최근에는 '혈관 나이가 곧 진짜 나이'라는 말이 나올 정도로 혈관 건강의 중요성이 더욱 강조되고 있다. 겉으로 보이는 나이나 실제 나이보다 혈관의 건강 상태가 우리 삶의 질과 수명을 좌우하는 핵심 요인이라는 뜻이다.

혈관 건강이 서서히 나빠지면 우리 몸에는 적신호가 켜진다. 혈관이 좁아지고 딱딱해지면서 고혈압, 당뇨병, 고지혈증과 같은 뿌리 질환이 생기고, 그로 인해 심장 질환, 뇌혈관 질환과 같은 심각한 병으로 이어질 수 있다. 혈관 문제로 시작된 작은 불씨가 걷잡을 수 없는 재앙으로 번지는 것이다.

혈관 질환은 서서히 진행되지만, 때로는 예고 없이 찾아와 소중한 생명을 앗아가는 무서운 질병이다. 실제로 심장 질환과 뇌혈관 질환은 암, 폐렴과 함께 우리나라 주요 사망 원인으로 손꼽힌다. 전 세계적으로는 매년 2천만 명에 가까운 사람들이 심뇌혈관질환으로 목숨을 잃고 있다. 이처럼 무시무시한 혈관 사고의 배경에는 고혈압과 고콜레스테롤혈증이 자리 잡고 있다. 심뇌혈관질환 사망자 중 절반 이상이 고혈압, 그리고 수백만 명이 높은 LDL 콜레스테롤 수치 때문에 사망하는 것으로 알려져 있어 그 심각성을 짐작할 만하다.

고혈압과 고콜레스테롤, 이 두 가지 건강 적신호를 동시에 가진 사람은 더욱 주의해야 한다. 영국 옥스퍼드대 로버트 클라크Robert Clarke 교수팀에서 1만 8천 명이 넘는 남성을 38년 동안 추적 관찰한 연구 결과는 우리에게 중요한 메시지를 전달한다. 이들은 흡연, 혈압, 콜레스테롤이 심혈관 질환으로 인한 사망 위험을 얼마나 높이는지, 그리고 50세 이후 기대 수명에 어떤 영향을 미치는지 분석했다. 연구 결과, 담배를 피우지 않는 사람이라도 140mmHg 이상의 고혈압이나 193mg/dL 이상의 높은 콜레스테롤 중 하나만 가지고 있어도 심혈관 질환 사망 위험이 각각 1.76배, 1.21배 높아지는 것으로 나타났다.

더욱 심각한 것은 고혈압과 고콜레스테롤을 동시에 가진 경우였다. 이들은 심혈관 질환으로 사망할 위험이 2배 이상 증가했으며, 50세 이후 기대 수명은 정상인에 비해 4년이나 짧았다. 흡연자의 경우는 더욱 암울했다. 흡연과 함께 고혈압, 고콜레스테롤까지 겹친 사람은 심혈관 질환 사망 위험이 무려 3배 이상 높았고, 50세 이후 기대 수명은 23.7년에 불과했다. 이는 건강한 비흡연자에 비해 10년 가까이 수명이 줄어드는 셈이다. 이처럼 몇 가지 건강하지 못한 습관은 우리의 삶을 10년이나 단축시킬 수 있다는 사실을 명심해야 한다.

내 혈관 나이는 몇 살일까? 자가 진단으로 체크해 보기

'나의 혈관은 지금 어떤 상태일까?', '혈관 건강 상태가 얼마나 나빠졌을까?' 누구나 한 번쯤 궁금해봤을 법한 질문이다. 물론, 정확한 혈관 건강 상태는 병원에서 전문적인 검사를 받아보는 것이 가장 확실하다. 하지만 간단한 자가 진단으로도 혈관 건강의 '나이'를 어느 정도 짐작해 볼 수 있다. 지금부터 소개하는 13가지 항목을 꼼꼼히 체크해 보고, 자신의 혈관 건강 상태를 한번 가늠해 보자.

혈관 건강 자가 진단 체크리스트

1. 계단을 오르거나 운동을 하면 가슴에 압박감이 느껴진다.

2. 인스턴트 식품이나 기름기 많은 식품을 자주 먹는다.

3. 채소는 거의 먹지 않는다.

4. 전화벨이 울릴 때 즉시 받지 않으면 찜찜하다.

5. 운동다운 운동을 거의 하지 않는다.

6. 손발이 저리거나 냉증이 느껴진다.

7. 혈압이 높은 편이다.

8. 콜레스테롤 수치가 높다.

9. 혈당 수치가 높다.

10. 가족 중에 심근경색이나 뇌경색을 앓았던 사람이 있다.

11. 직장에서 늘 다른 사람의 부탁을 받는다.

12. 책임감이 매우 강하다.

13. 담배를 피운다.

> **자가 진단 결과, 내 혈관 나이는 몇 살일까?**
>
> 5개 이하 : 당신의 혈관 나이는 '20대'처럼 건강하다. 지금처럼 꾸준히 관리한다면 혈관 건강 걱정은 없을 것이다.
>
> 6~10개 : 당신의 혈관 나이는 실제 나이보다 '10살'은 더 많다. 혈관 건강 관리에 빨간불이 켜졌으니, 지금부터라도 적극적으로 관리해야 한다.
>
> 11개 이상 : 당신의 혈관 나이는 실제 나이보다 '20살'이나 더 늙었다고 볼 수 있다. 지금 당장 병원을 찾아 정확한 진단과 치료를 받는 것이 시급하다.

만약 체크 항목이 6개 이상이라면, 당신의 혈관은 서서히 늙고 병들어 가고 있다는 신호일 수 있다. 당장 혈관이 막히거나 큰 문제가 생기는 것은 아니겠지만, 시간이 지날수록 크고 작은 혈관 질환이 찾아오고, 심각한 경우 생명을 위협하는 상황에 직면할 수도 있다. 하지만 너무 걱정하지 마시라. 지금부터라도 체크 항목을 하나씩 줄여나간다면, 혈관은 다시 건강해지고 혈액도 맑아질 수 있다. 건강을 위협하는 그림자로부터 벗어나 활기찬 삶을 되찾을 수 있을 것이다.

05

노화 속도를 가속하는 달콤한 함정, 혈당 과잉

대한민국 젊은 사람들이 빨리 늙는 주요 원인으로 잘못된 식습관과 생활 습관, 그리고 이 때문에 생기는 대사증후군을 이야기했었다. 여기에 또 하나의 원인을 덧붙이자면 바로 지나친 당 섭취다.

우리나라 어린이와 청소년의 당 섭취량은 이미 걱정스러울 정도로 높은 수준이다. 특히 여자 어린이(6~11세), 여자 청소년(12~18세), 여자 청년(19~29세)은 세계보건기구WHO 당 섭취 권고 기준을 넘은 것으로 나타났다. 실제로 여자 어린이는 하루 총 칼로리 섭취량의 10.3%, 여자 청소년은 10.9%, 여자 청년은 10.5%를 당으로 채우고 있었다. 그야말로 설탕에 푹 빠진 상태인 것이다.

어린이와 청소년들이 당을 많이 섭취하는 이유는 주로 당이 많이 들어간 과일·채소 음료, 탄산음료 등을 주식처럼 먹기 때문이라고 분석할 수 있다. 하지만 혈관 질환을 일으키는 진짜 원인이 단순히 당 섭취 때문만은 아니다. 오히려 탄수화물 과다 섭취가 혈관 질환의 훨씬 더 심각한 원인이 될 수 있다는 연구 결과도 있다. 달콤한 맛에 숨겨진 탄수화물의 위험성, 우리는 너무 쉽게 간과하고 있는 것이다.

55~65%의 법칙 : 혈관 건강을 위한 탄수화물 균형의 법칙

탄수화물의 에너지 적정 비율은 55~65%다. 국내 연구 결과에 따르면 탄수화물로부터 얻는 에너지 비율이 70%보다 높을 경우, 적정 비율을 유지하는 사람들에 비해 당뇨병, 대사증후군 등 만성 질환 발병 위험이 높아지는 것으로 나타났기 때문이다. 또, 탄수화물 에너지 비율이 65% 이상이면, 적정 비율 섭취 그룹에 비해 고혈압, 낮은 고밀도 지단백질 콜레스테롤 혈증low HDL-cholesterolemia과 같은 심혈관 질환 위험 요인 발병률이 높아진다는 연구 결과도 있다.

2020년 국민건강영양조사 결과를 살펴보면, 탄수화물로부터 얻는 에너지 비율은 평균 60.1%로 적정 범위 안에 있었다. 하지만 나이별 차이가 컸다. 19~29세는 남자 55.3%, 여자 56.9%로 적정 범위 아래쪽에 머물렀으나 50~59세는 남자 61.6%, 여자 63.2%로 높아졌다. 60~69세는 남자 65.5%, 여자 66.3%로 적정 비율의 최고 기준을 넘어섰으며, 70

세 이상은 더 높았다. 나이가 들수록 탄수화물 섭취 비율 조절에 실패할 위험이 커지는 것이다. 특히 60세 이상, 그리고 여성의 경우에는 탄수화물을 너무 많이 섭취할 위험이 더 크다는 점을 꼭 기억해야 한다.

한국인의 연령대별 탄수화물 섭취 비율

연령대	남성(%)	여성(%)
19~29세	57.7%	59.0%
30~49세	58.7%	63.4%
50~64세	64.4%	69.5%
65~74세	69.5%	75.6%
75세 이상	71.8%	77.1%

출처 : 2020년 국민건강영양조사

더 큰 문제는 시간이 지날수록 적정 비율로 탄수화물을 섭취하는 사람보다 그렇지 못한 사람들이 훨씬 더 많아진다는 점이다. 비만, 고지혈증, 당뇨병 환자가 계속 늘어나는 현실이 이를 증명한다. 이 세 가지 질병은 혈관 건강을 망가뜨릴 뿐만 아니라, 심하면 생명까지 앗아가는 무서운 질병이다. 혈관은 우리 몸 곳곳에 영양분과 산소를 공급하는 생명의 통로와 같다. 혈관 건강이 망가지면 생명 또한 위험해질 수 있다는 점을 잊지 말아야 한다.

물론, 최근 건강 정보가 많이 알려지고 건강 캠페인 덕분에 한국인의 탄수화물 섭취량은 예전보다 조금 줄어드는 추세다. 하지만 아직도 하루 총 칼로리 섭취량 중에서 탄수화물 섭취 비율이 높은 사람들이 꽤 많다. 탄수화물 중독에서 벗어나지 못하는 요즘 사람들의 슬픈 모습이다.

가장 먼저 자신에게 필요한 하루 칼로리를 정확하게 계산하고, 그 양에 맞춰서 밥을 먹는 습관을 들이는 것이 중요하다. 내가 정해진 양만큼 밥을 잘 먹고 있는지 확인하는 가장 쉬운 방법은 체중 변화를 체크하는 것이다. 만약 체중 증가가 나타나지 않는다면, 지금 내가 먹고 있는 칼로리가 나에게 맞는 것이고 균형 잡힌 식습관을 잘 유지하고 있다고 생각할 수 있다. 너무 많이 먹는 것과 칼로리를 지나치게 많이 섭취하는 것은 비만을 불러오고, 비만은 만병의 근원이라는 것을 꼭 기억해야 한다.

현대인의 혈관 건강에 켜진 빨간 경고등

한국인의 혈관 건강은 지금 빨간불이 켜진 심각한 상황이다. 여러 통계 자료와 조사 결과가 이를 보여준다. 통계적으로 보더라도 암을 빼고 나면, 만성 질환으로 사망하는 원인 중에서 혈관 질환이 가장 높은 비율을 차지한다.

통계청 자료에 따르면 2021년 주요 만성 질환 중 사망률이 가장 높은 질환은 암이었지만, 심장 질환이 인구 10만 명당 61.5명으로 두 번째로 높은 사망률을 기록했다. 폐렴 다음으로는 뇌혈관 질환이 44.0명으로 뒤를 이었다. 암은 우리 생명을 위협하는 가장 무서운 그림자이지만, 혈관 질환 또한 그 못지않게 심각한 위협이 되고 있는 것이다.

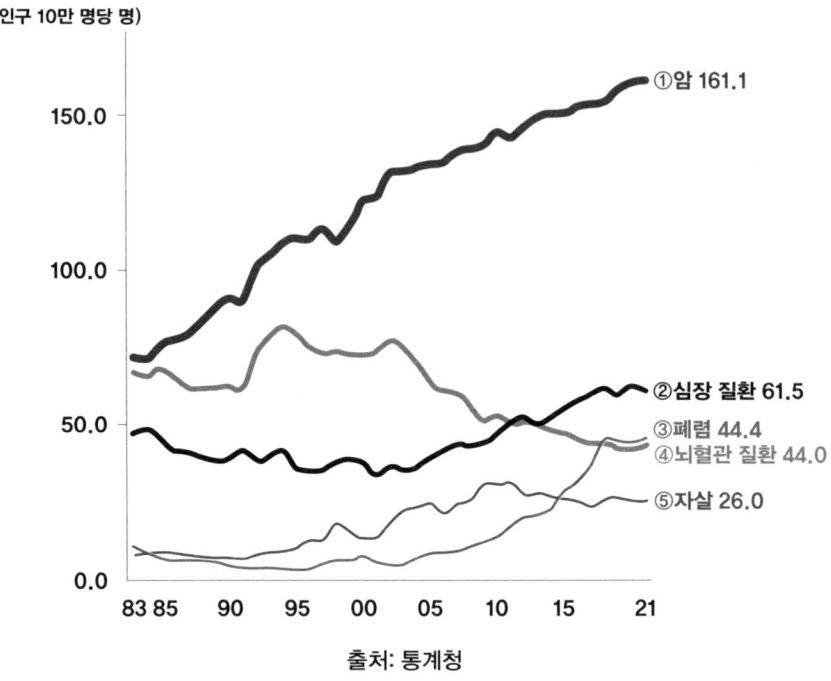

심뇌혈관 질환은 발병했을 때 바로 죽음에 이르지 않더라도, 오랫동안 막대한 치료비, 간병, 장애 돌봄과 같은 엄청난 경제적, 정신적 고통을 가족에게 안겨주는 질병이다. 나이가 들수록 암, 심뇌혈관 질환과 같은 큰 질병에 걸리는 것은 개인과 가족 모두에게 너무나 힘든 고통을 준다. 질병으로 인한 고통, 합병증, 장애, 오랜 투병 생활은 삶의 질을 엉망으로 만드는 끔찍한 경험이다. 건강은 삶의 가치를 결정하는 가장 중요한 기준이다.

심뇌혈관 질환이 생기는 것은 노화 현상 중 하나이므로 어느 정도는 피할 수 없는 면이 있다. 하지만 우리나라의 심뇌혈관 질환 증가 추세는 단순히 노화 때문이라고만 설명하기 어려운 심각한 문제를 가지고 있다. 우리나라 심뇌혈관 질환 증가 뒤에는 당뇨병과 고혈압 환자 증가라는 숨겨진 이유가 있기 때문이다. 다시 말해 한국인의 혈관 건강이 나빠지는 것은 노화라는 어쩔 수 없는 요인뿐만 아니라, 건강 관리를 제대로 하지 못하는 개인의 책임 또한 크게 작용한다는 의미다.

06

혈당 폭탄의 경고 :
3多 증상에 귀기울여라!

당뇨병은 인슐린이 포도당을 세포 속에 제대로 옮겨주지 못해서 나타난다. 혈액 속 혈당이 정상 수치보다 높아지면, 콩팥은 너무 많은 혈당을 소변으로 내보내려고 한다. 이때, 포도당은 물을 많이 끌어당기는 성질이 있어서 소변량이 늘어나고(다뇨), 몸속 수분이 부족해져서 심하게 목마름을 느껴 물을 많이 마시게 된다(다음). 음식을 먹어도 에너지로 제대로 쓰이지 못하므로 쉽게 피로감을 느끼고, 배고픔을 느껴 음식을 계속 찾게 되지만(다식), 아무리 많이 먹어도 세포는 에너지 부족 상태에 시달리므로 체중 감소와 갑작스러운 피로를 느끼게 된다. 이렇게 소변을 많이 보고, 물을 많이 마시고, 음식을 많이 먹는 이른바 '3다多

증상'은 당뇨병의 대표적인 경고 신호다.

대부분의 당뇨병 환자는 처음에는 뚜렷한 증상을 잘 느끼지 못한다. 하지만 당뇨병이 점점 심해지면 혈관과 신경 등 몸 곳곳에 심각한 합병증을 일으킬 수 있다. 당뇨병 합병증은 크게 혈관 합병증과 비혈관 합병증으로 나뉜다.

혈관 합병증	
미세혈관 합병증	대혈관 합병증
1) 당뇨병성 망막병증 ; 시력이 점점 나빠지거나 심하면 실명하게 할 수도 있다.	1) 관상동맥 질환 ; 심근경색과 협심증을 일으켜 생명을 위험하게 만들 수 있다.
2) 당뇨병성 신장 질환 ; 신장 기능을 완전히 잃게 만들 수 있다.	2) 뇌졸중 ; 몸의 절반이 마비되거나 말을 못하게 되는 심각한 후유증을 남길 수 있다.
3) 당뇨병성 신경병증 ; 다리와 발에 통증, 화끈거림, 감각이 없어지는 증상 등을 유발하여 삶의 질을 크게 떨어뜨린다.	3) 말초동맥 질환 ; 심하면 다리를 잘라야 할 수도 있다.

여기서 끝이 아니다. 당뇨병 환자에게는 발 질환이 흔하게 나타나는데, 특히 당뇨발은 정말 심각한 문제이다. 당뇨발이 생기면 발에 상처가 잘 낫지 않고 심해져서 궤양이 생기고, 심한 경우에는 발가락 또는 발 전체를 잘라내야 할 수도 있다.

이처럼 당뇨병은 노화의 가장 큰 원인일 뿐만 아니라 삶 자체를 망가뜨리는 무서운 질병이다. 당뇨병이 되기 전 단계부터 심혈관 질환 위험이 높아지며, 제2형 당뇨병 진단을 받을 때쯤이면 이미 절반 정도의 환자에게서 대혈관 합병증 또는 미세혈관 합병증이 함께 나타날 수 있다.

뿐만 아니라, 비만과 암 등 다른 질환 발병 위험 또한 높인다. 혈당 폭탄은 우리 몸 전체를 파괴하는 무시무시한 재앙과 같다. 혈당 관리는 우리 생명을 지키는 마지막 보루다.

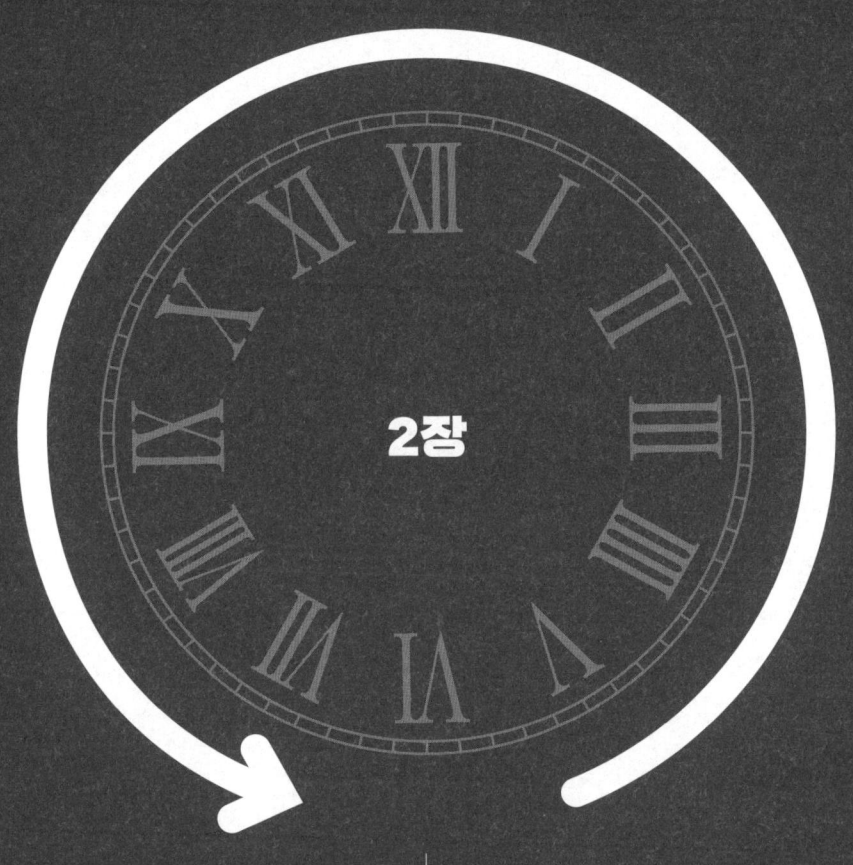

2장

노화 가속 페달을 밟고 있는 주범, 혈당

01

한국인을 중독시키는
탄수화물의 두 얼굴

최근 탄수화물이 건강의 적으로 몰리는 분위기가 느껴진다. 현대인의 끊이지 않는 스트레스와 고도로 발달한 식품 산업이 절묘하게 맞물려 탄수화물이 우리 삶에 깊숙이 파고든 '최고의 중독물'이 되었기 때문이다.

한국인의 건강 수명을 위협하는 3대 요소는 탄수화물, 니코틴, 알코올이다. 니코틴과 알코올의 해악은 익히 알려져 있지만, 탄수화물은 건강을 생각하는 사람들조차 간과하기 쉽다. 간과된 위험, 탄수화물의 두 얼굴을 제대로 마주해야 할 때다.

탄수화물은 한국인에게 없어서는 안 될, 주요 섭취 영양소 중 약 60%

를 차지하는 에너지원이다. 하지만 '필수 영양소'라는 이름 뒤에 숨겨진 과다 섭취의 그림자는 간과하기 쉽다. 탄수화물은 양날의 검과 같아서, 적절히 섭취하면 약이 되지만, 과하면 독이 되어 건강을 해친다. 스웨덴 연구소의 연구 결과에 따르면, 탄수화물 과다 섭취는 자궁암과 유방암 발병률을 높일 수 있다고 한다. 복부 비만으로 인해 지방 세포에서 염증이 늘어나는 과정이 암 발병의 숨겨진 연결고리가 될 수 있기 때문이다.

한국인의 탄수화물 섭취량과 만성 질환 위험

탄수화물 섭취 비율	당뇨병 위험	대사증후군 위험	비만 위험
55% 이하(적정)	낮음	낮음	낮음
55~65% (경계)	증가	증가	증가
65% 이상 (위험)	2배↑	2.5배↑	3배↑

출처 : 대한당뇨병학회 연구 논문 2023년

우리는 밥을 주식으로 먹기 때문에 탄수화물 과잉은 결코 남의 이야기가 아니다. 임상 현장에서 오랜 시간 환자들을 만나온 결과, 한국형 비만의 대부분은 육류 과다 섭취보다 탄수화물 과다 섭취에서 비롯되는 경우가 많았다. 무심코 먹는 밥과 면으로 과도한 에너지와 당분을 섭취하고, 결국 단맛 중독의 늪에 빠져 비만이 되는 것이다. 그렇기 때문에 백세 건강의 초석은 바로 이 '단맛 중독'에서 벗어나는 것에서 시작한다.

탄수화물의 오명을 부른 주범, 밀가루

　인간의 진화는 생존 전략의 역사다. 지난 100년간 음식 시장은 '생존 본능'이라는 본능적인 욕구를 미끼 삼아, 단맛을 극대화하여 소비자를 유혹해 왔다. 현대인의 만성 스트레스 심화, 과도한 두뇌 활동 증가는 뇌를 지치게 하고, 뇌는 가장 빠르게 에너지를 공급받을 수 있는 당분을 갈망한다. 이러한 뇌의 욕망은 자연스럽게 음식 속 단맛 강화, 그중에서도 정제 탄수화물의 대명사인 밀가루 섭취 증가로 이어졌다. 밀가루는 우리 주변에서 너무나 쉽게 접할 수 있는, 강력한 '미각 중독 유발자'다.

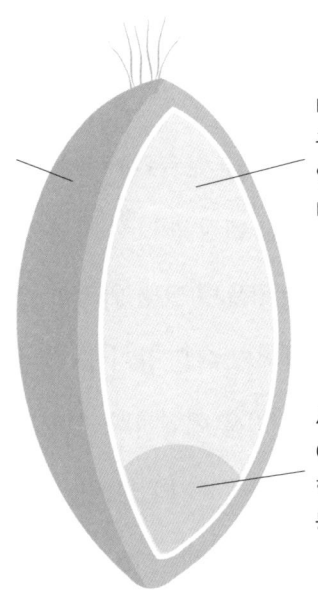

밀기울 : 밀의 15%로 구성되어 있으며, 항산화 물질이 풍부하고, 섬유질과 미네랄이 풍부한 곳

배유(배젖) : 밀의 83%로 구성, 주로 전분으로 되어 있지만, 단백질과 소량의 비타민 및 미네랄 함유

씨눈(배아) : 2%로 구성되어 있으며, 단백질과 건강한 지방, 비타민, 미네랄 등 고농축 영양소를 함유

정제당의 끝판왕이라 불리는 밀가루는 영양 불균형과 독소 작용으로 우리 몸을 위협한다. 밀은 껍질(표피) 15%, 배젖(배유) 83%, 씨눈(배아) 2%으로 구성되는데, 놀랍게도 비타민과 미네랄의 98%가 단 2%인 씨눈에 집중되어 있다. 껍질과 씨눈이 제거된 밀가루는 영양소 측면에서 반쪽짜리 음식이나 다름없다. 일부 학자들은 밀가루 속 정제당의 위험성을 담배의 니코틴, 술의 알코올과 비견할 정도라고 경고한다. 달콤한 밀가루의 검은 속내를 자세히 들여다보자.

첫째, 당뇨병 발병률을 높인다.

밀가루는 혈당지수Glycemic Index, GI*가 높은 음식으로도 유명하다. 이러한 밀가루를 지속적으로 섭취하면 혈당이 롤러코스터처럼 급격하게 상승하고, 혈당을 낮추기 위해 인슐린이 과도하게 분비된다. 이러한 혈당 롤러코스터가 반복되면 췌장은 지쳐 기능이 저하되고, 인슐린 분비 능력 고갈로 이어져 결국 당뇨병 발병 위험이 높아진다. 췌장은 우리 몸에서 가장 민감하고 손상되기 쉬운 장기 중 하나다. 특히 아시아인은 서양인에 비해 췌장 기능이 더욱 예민하다. 혈당지수가 높은 음식은 예민한 췌장을 끊임없이 공격하는 '흉기'와 같다.

＊혈당지수 : 음식 섭취 후 혈당 상승 속도를 0~100으로 나타낸 수치

둘째, 비만의 원인이 된다.

고혈당지수 음식은 강력한 중독성을 지녀 과식을 부추기고, 식욕 억제 뇌 기능을 마비시켜 식탐을 강화한다. 미국 보스톤 아동병원의 데이비드 루드비히 박사의 쥐 실험이 이를 말해준다. 실험에서는 혈당지수가 높은 음식을 먹은 쥐가 정상 쥐에 비해 간, 혈액, 체내 지방이 2배까지 늘어났다. 고혈당지수 음식이 체중 증가의 '주범'임을 입증한 셈이다.

셋째, 지방간을 유발한다.

혈당지수가 높은 식품 속 당분이 몸속에서 분해될 때, 인슐린 분비가 급증하는 동시에 우리 몸은 지방 저장 모드로 전환된다. 췌장은 인슐린을 가장 가까운 간으로 보내, 간에 지방이 집중적으로 쌓이게 한다. 정제 탄수화물은 '달콤한 함정'과 같아서, 우리를 지방간 질환이라는 깊은 수렁에 빠뜨린다.

02

만성 질환의 도화선이 되는
혈당 스파이크

밀가루 음식에 길들여지면 혈당 조절 시스템에 적신호가 켜진다. 혈액 속에 필요 이상의 인슐린과 혈당이 넘쳐나면서 인슐린 저항성이 심화되고, 고혈압, 당뇨, 고지혈증과 같은 만성 질환의 도화선에 불이 댕겨지는 것이다. 이때, 가장 주의해야 할 것은 '혈당 스파이크'다.

혈당 스파이크는 마치 롤러코스터처럼, 공복 혈당과 식후 2시간 사이 혈당이 급격하게 오르내리는 위험한 현상을 말한다. 혈당이 급격히 치솟을 때, 우리 몸은 혈당을 낮추기 위해 평소보다 많은 양의 인슐린을 분비한다. 하지만 혈당 스파이크가 반복되면 췌장은 점점 지쳐가고, 인슐린 분비 기능 저하, 더 나아가 인슐린 분비 기능 고장으로 이어져 당뇨병이 발병할 수 있다. 그뿐만이 아니다. 포도당을 지방 형태로 몸에 축적시켜 비만 위험 또한 높인다. 혈당 스파이크는 건강과 미용, 두 마리 토끼를 모두 놓치게 만드는 '두 얼굴의 악당'이다.

건강을 향한 적신호, 혈당 스파이크를 일으키는 원인

식사 후 2시간 동안 혈당이 롤러코스터를 타는 '혈당 스파이크'를 자주 경험한다면 당뇨병을 조심해야 한다. 반복되는 혈당 스파이크는 건강을 향해 쏘아 올리는 경고탄과 같다.

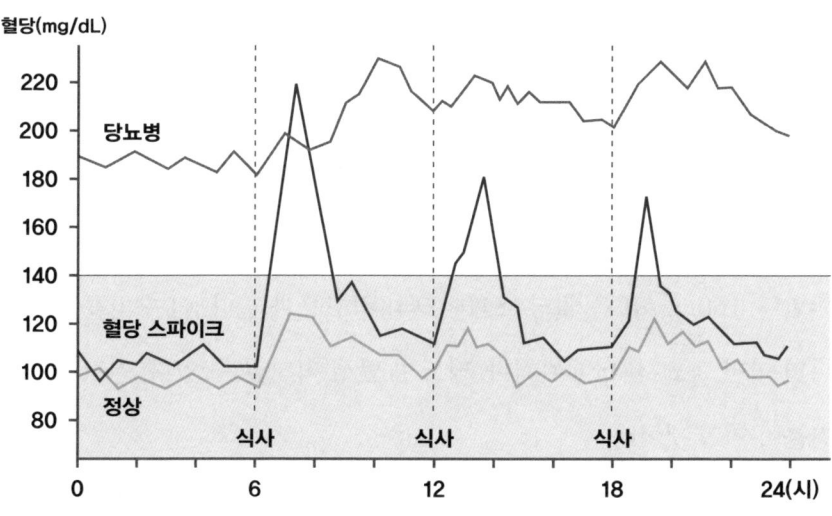

식사 후 혈당이 급격히 오르는 혈당 스파이크

혈당 스파이크의 주범은 혈당지수가 높은 음식, 즉 고혈당지수High GI 음식이다. 고혈당지수 음식을 섭취하면 혈당이 순식간에 치솟고, 혈당을 잡기 위해 인슐린이 과도하게 분비된다. 이렇게 인슐린이 과도하게 분비라는 현상은 또 다른 문제를 일으킨다. 혈당 스파이크 후, 혈당 과잉 상태만큼이나 위험한 저혈당 상태가 나타나는 것이다.

혈당지수가 높은 음식은 폭탄과 같아서, 혈당을 롤러코스터 태우듯 급상승시켰다 급강하시킨다. 롤러코스터처럼 널뛰는 혈당은 우리 몸과 뇌에 불안 신호를 보내고, 극심한 음식 갈망을 유발한다. 혈당 스파이크를 자주 겪는 사람이 비만과 과체중에 시달리는 이유가 바로 이 때문이다. 혈당 롤러코스터는 비만이라는 종착역으로 향하는 위험한 열차다.

일반적으로 공복 혈당은 100mg/dL 미만, 식후 2시간 혈당은 140mg/dL 미만이어야 정상으로 진단된다. 하지만 식후 2시간 혈당이 200mg/dL 이상이라면 혈당 스파이크를 의심해야 한다. 임상 경험상, 식후 2시간 혈당이 160mg/dL을 넘으면 혈당 스파이크 경계 수치로 판단한다. 160mg/dL은 혈당 스파이크의 경고등과 같다. 이 수치를 보인다면 이미 당뇨 전 단계이거나, 당뇨병 발생 직전일 수 있다. 건강에 빨간불이 켜진 것이다.

혈당 스파이크가 잦으면 인슐린이 과도하게 분비되어 혈액 속 인슐린 수치가 정상 범위보다 높은 상태인 고인슐린혈증이 나타나기 쉽고, 저혈당 상태를 자주 경험하게 된다. 혈당이 롤러코스터처럼 오르락내

리락하면서, 단기적으로는 피로감, 집중력 저하, 갈증, 잦은 소변과 같은 고혈당 증상과 저혈당 증상이 번갈아 나타난다.

03

장수 유전자를 침묵시키는 줄기 질환, 인슐린 저항성

인슐린 저항성은 혈당을 낮추는 인슐린 기능이 떨어져 세포가 포도당을 제대로 흡수하지 못하고, 결국에는 만성적인 에너지 부족에 시달리는 상태를 말한다. 이는 앞에 살짝 언급한 바 있는 고인슐린혈증과도 연관이 있다. 이는 인슐린 효율이 떨어지고, 인슐린 품질이 저하되어 많은 양의 인슐린이 분비되어야 혈당 조절이 가능한 안타까운 상황을 초래한다.

인슐린 저항성이 높아지면 뇌는 세포 에너지 부족을 감지하고 비상사태를 선포한 뒤 췌장에 더 많은 인슐린을 생산하라고 명령한다. 하지만 양으로 승부한다고 쉽게 해결될 문제가 아니다. 과도하게 분비된 인슐린에도 세포는 저항하며 포도당 흡수를 거부하고, 세포는 만성적인 에너지 부족에 시달린다. 이러한 악순환이 반복되면 췌장은 점점 지쳐 기능을 잃고, 혹사당한 췌장은 더 이상 인슐린을 분비할 수 없게 되어 혈당 조절 불능 상태가 된다. 즉 '당뇨병'이 발병하는 것이다. 인슐린 저항성은 고혈압, 당뇨, 고지혈증, 지방간과 같은 만성 질환을 초래하는 근본 원인, 이른바 '줄기 질환'으로 여겨진다. 인슐린 저항성은 만병의 근원이다.

정상 인슐린 기능 vs. 인슐린 저항성 비교

	정상 인슐린 기능	인슐린 저항성
혈당 조절	원활	저하
인슐린 분비	적절함	과도함
에너지 대사	정상	저하
지방 저장	균형 유지	복부 지방 증가

출처 : 국제 당뇨 연구 학회 IDF

연구 결과에 따르면, 성장호르몬 수치가 높고 인슐린 기능이 정상인 사람이 장수하는 경향을 보인다. 반대로 인슐린 기능에 이상이 생기면 우리 몸속 장수 유전자인 시르투인sirtuin의 활동을 방해하여 수명에 악영향을 미친다. 인슐린은 장수와 수명 연장의 열쇠를 쥐고 있는 핵심 호르몬이다.

04

혈당 롤링 현상 :
탄수화물 덫에 가두는 지옥 사이클

단맛이 우리 몸을 망가뜨리는 대표적인 현상이 바로 '혈당 롤링'이다. 정제 탄수화물이나 설탕이 많이 든 음식을 빠른 시간 안에 과도하게 섭취하면 혈당이 급격히 상승하고, 혈당을 낮추기 위해 인슐린이 과다 분비된다.

영웅도 과로사하듯, 인슐린 역시 무리하게 부여된 많은 업무에 지쳐버린다. 인슐린이 과도하게 분비된 후에는, 저혈당지수 Low GI 음식을 섭취했을 때보다 더 심한 저혈당 상태에 빠지게 된다.

저혈당은 불안감을 증폭시키고, 교감신경계를 과도하게 활성화시킨다. 몸의 균형이 깨지면 우리 몸은 SOS 신호를 보낸다. 저혈당 상태를 벗어나기 위해 우리 몸은 탄수화물을 본능적으로 갈망하고, 무의식적인 탄수화물 폭식을 유도한다. 탄수화물 폭식은 다시 고혈당 상태를 불러오고, 고혈당 후 저혈당, 저혈당 후 고혈당이라는 지옥같은 사이클이 무한 반복되는 것이다.

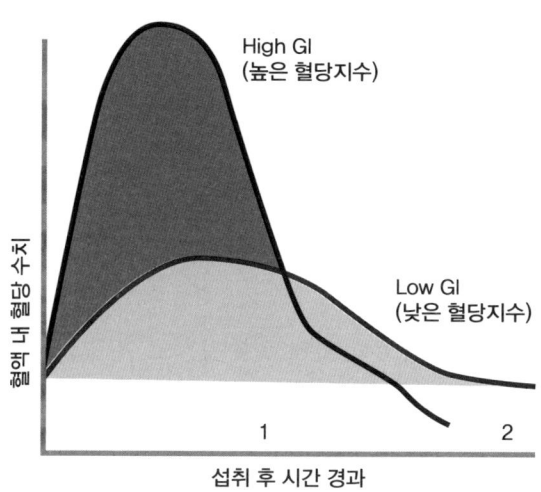

혈당 롤링 사이클이란?

고혈당지수 음식이나 탄수화물 과다 섭취 → 인슐린 과다 분비 → 평균 수치보다 낮은 수치로의 혈당 저하 → 저혈당으로 자율신경계 긴장 반응 발현 → 탄수화물 보상 섭취 욕구 발생 → 대부분의 경우 탄수화물에 대한 동일 패턴 섭취 → 혈당 롤링 사이클 반복

건강을 위한 경계 대상 1호, 혈당 롤링 현상

혈당 롤링을 경계해야 하는 이유는 탄수화물 중독이 우리 몸에 매우 강력한 자각 반응을 일으키기 때문이다. 탄수화물 중독으로 혈당지수가 높은 음식을 섭취한 후, 저혈당으로 인한 금단 증상이 나타나면 사람들은 본능적인 공포감을 느낀다. 탄수화물을 잠시 끊었을 뿐인데, 가슴 답답함, 숨 막힘, 목덜미 뻣뻣함, 열감, 가슴 두근거림, 머리 무거움, 어지럼증, 입 마름, 소화 불량, 식은땀 등 다양한 신체 증상과 함께 우울, 무기력, 불안, 초조, 흥미 상실, 후회감과 같은 심리적 혼란까지 나타나기 때문이다. 이러한 금단 증상을 견디지 못하고 고혈당 음식, 단맛 음식을 섭취하는 순간, 불쾌했던 증상들은 거짓말처럼 사라진다. 우리 몸은 점점 더 강렬하게 고혈당 음식에 길들여지고, 탄수화물 없이는 견딜 수 없는 '탄수화물 덫'에 갇히게 되는 것이다.

탄수화물 중독은 특히 스트레스가 심한 사람들에게 잘 나타난다. 스트레스가 많은 사람들은 탄수화물 섭취, 혈당 상승 시 뇌에서 분비되는 쾌감에 더욱 민감하게 반응한다. 쾌락은 인간을 지배하는 가장 강력한 힘이다. 스트레스가 높은 한국 사회에서 단맛 중독이 만연하는 것은 어쩌면 당연한 결과다.

혈당 롤링 현상이 반복되면 인슐린은 과다 동원으로 인한 소진과 복부 비만으로 인한 기능장애라는 두 가지 악화일로를 걷게 된다. 결과적으로 인슐린의 양이 줄어들 뿐만 아니라, 남은 인슐린마저 제 기능을 하지 못하는 핸디캡 인슐린으로 변화한다. 이러한 인슐린 저항성의 증가는 우리나라가 OECD 국가 중 가장 빠른 당뇨병 증가율을 보이는 주된 원인이 되고 있다.

혹시 나도? 단맛 중독 자가 진단법

1. 하루라도 과자, 빵, 인스턴트커피 등 단 음식을 안 먹으면 집중이 안 되고 일을 할 수가 없다.
2. 스트레스를 받으면 초콜릿, 과자 등 단것을 먹어야 해소된다.
3. 예전과 비슷한 수준으로 단것을 먹고 있는데도 만족스럽지 않다.
4. 습관적으로 단 음식을 찾거나 옆에 단 음식이 있으면 배가 불러도 꼭 먹는다.
5. 빵, 떡, 면 등을 한 번 먹기 시작하면 남기지 않고 배부를 때까지 먹는다.
6. 주위 사람이 '단 음식을 너무 많이 먹는다'고 지적하거나 스스로 군것질을 많이 한다는 자책감을 느낀 적이 있다.
7. 항상 다이어트를 하지만, 금방 살이 다시 찐다.

*이 가운데 3개 이상 항목에 해당되면 단맛 중독이라고 볼 수 있다.

05

혈당 과잉의 위험한 질주 : 만성 염증과 활성산소

 만성 염증은 고혈압, 당뇨병과 운명처럼 떼려야 뗄 수 없는 관계를 맺는다. 이 위험한 삼각관계는 우리 몸을 질병에 속수무책으로 무너지게 하고, 노화 시계를 멈추지 않고 쏜살같이 질주하도록 만든다.

 당뇨병과 고혈압은 만성 염증을 유발하는 쌍두마차 역할을 한다. 당뇨병은 혈관 벽에 염증을 심화시키고, 고혈압은 혈관을 약화시킨다. 불행하게도 이 두 질병이 손을 잡으면 뇌졸중, 심근경색, 뇌출혈과 같은 끔찍한 재앙을 초래한다. 당뇨병과 고혈압은 혈관 건강을 파괴하는 공동 전선을 형성하는 것이다.

 물론, 이러한 심각한 상황의 배경에는 다양한 원인이 있겠지만, 가장 큰 원인은 바로 끊임없이 경고해 왔던 혈당 과잉이다. 달콤한 유혹, 단맛에 중독되면 과잉 섭취는 시간 문제다. 소중한 인슐린 기능을 지키기 위해 설탕, 액상 과당, 탄산음료와 같은 단맛에 중독되지 않도록 피나는 노력을 기울여야 한다.

짠맛 중독 또한 간과할 수 없는 심각한 문제다. 소금 과잉 섭취는 한국인의 고혈압 발병률을 높이는 주요 원인 중 하나다. 음식을 짜게 먹으면 우리 몸은 나트륨 농도를 희석시키기 위해 물을 찾게 된다. 이러한 갈증은 뇌가 보내는 SOS 신호다. 다행히 물을 충분히 마신다면 건강에 큰 문제는 없겠지만, 갈증을 배고픔으로 착각하여 무의식적으로 물 대신 음식을 섭취하는 경우가 많다는 점이 문제다. 뇌 시상하부가 갈증 신호를 배고픔 신호로 오인하여 불필요한 음식 섭취를 유발하는 것이다.

지나친 고염 식습관은 콩팥과 심장과 같은 장기를 직접 공격하고, 혈관을 수축시키고 혈액량을 증가시켜 혈압을 상승시키는 악순환을 반복하여 고혈압을 유발한다. 한국인의 뇌출혈 발병률과 사망률이 높은 이유 또한 짜게 먹는 식습관, 소금 과잉 섭취와 무관하지 않다. 건강 장수를 꿈꾼다면 소금 지옥에서 탈출해야 한다. 짠맛 대신 싱거운 맛에 길들여진 입맛은 혈관과 심장 건강을 지켜줄 뿐만 아니라, 노화 시계를 늦추는 비법이 될 수 있다.

세포 건강의 양날의 검, 활성산소

활성산소는 생명 유지에 필수적인 산소가 혈관과 장기를 돌아다니며 에너지를 만드는 과정에서 불가피하게 생성되는 부산물이다. 적정 수준의 활성산소는 세포를 자극해 신체를 보호하는 '약'이 되기도 하지만, 활성산소가 필요 이상으로 과도하게 늘어나면 세포를 병들게 하고, 질병을 유발하며, 노화를 촉진한다. 미국 존스홉킨스 의대 연구 결과에 따르면, 지구상 인류가 앓고 있는 3만 6천 가지 질병의 90%가 활성산소와 관련이 있다고 한다.

적정 수준의 활성산소는 우리 몸에 해로운 세균, 박테리아, 독성 물질만 골라 공격한다. 하지만 통제 불능 상태로 증가하면 돌변하여 정상 세포마저 무차별적으로 공격하여 세포에 치명적인 손상을 입히는 것이 문제다. 실제로 활성산소는 정상 세포를 하루 약 7만 번 정도 공격한다. 쉴 새 없이 계속되는 공격에 세포 속 DNA마저 손상되어 암과 같은 치명적인 질병을 유발한다. 심지어 활성산소는 암세포를 더욱 빠르게 성장시켜 암세포 증식과 전이를 촉진하기도 한다.

노화가 빨라지는 다이어트의 함정

활성산소는 '자유 라디칼Free Radical*'이라고도 불리는데, 매우 불안

---

*자유 라디칼 : 불안정하여 다른 분자로부터 전자를 빼앗으려는 성질을 가진 원자 또는 분자

정하고 반응성이 높은 화학 물질이다. 흡사 약탈자와 같은 활성산소는 세포에서 닥치는 대로 전자를 빼앗아 세포를 손상시킨다. 공격 대상이 DNA라면 세포 손상, 돌연변이, 암과 같은 심각한 질병으로 이어질 수 있다.

놀랍게도 다이어트는 이러한 활성산소를 과도하게 유발하는 뜻밖의 원인이다. 특히 지나친 절식, 원푸드 다이어트, 몸을 혹사시키는 과도한 운동은 활성산소를 공장처럼 생산해 낸다. 일반적으로 활성산소는 모든 일상적인 신체 활동 과정에서 필연적으로 발생하는데, 지나친 운동이나 염증, 감염, 과도한 전자파 노출, 항산화 물질 섭취 부족, 자유 라디칼이 많은 환경 노출 시 활성산소는 더욱 많이 생성된다.

특히 굶는 다이어트와 같은 무리한 다이어트로 인해 과도하게 생산된 활성산소는 피부에 돌이킬 수 없는 상처와 흉터를 남기기도 한다. 활성산소는 피부 속 탄력 섬유인 콜라겐을 산화시켜 피부 주름을 심화시키기 때문이다. 이로 인해 다이어트 후 해골처럼 늙고, 피부는 쭈글쭈글해졌다는 이야기는 '웃픈' 현실이 될 수 있다.

게다가 우리 몸은 항상 하던 대로 기능과 활동을 유지하려는 '항상성'이라는 놀라운 능력이 있다. 항상성은 생존을 위해 진화시킨 생존 본능이다. 다이어트를 시작하여 갑자기 식사량을 줄이면 몸은 혼란에 빠진다. 우리 몸은 영양 공급이 차단된 비상 상황에 기아 상태로 인식하게 된다. 때문에 생존을 위해 영양분을 피하 지방과 복부에 선택적으로 축적하고, 피부로 향하는 영양 공급을 차단한다. 이를 피하기 위해서는 무리한 다이어트 대신 다이어트 기간을 최대한 단축하여 피부 손상을 막아야 한다.

우리 몸속 '젊음의 샘', 항산화 효소

세포 파괴자 활성산소의 무차별 공격을 막기 위해 우리 몸은 스스로 활성산소를 제거하는 '항산화 효소'를 만들어낸다. 항산화 효소는 우리 몸속에 존재하는 '젊음의 샘'이다. 세포 안팎에 존재하며 활성산소를 제거하는 '활성산소 처리 효소'라고도 불린다.

항산화 효소는 세포 파괴 주범인 활성산소를 신속하게 제거하여 세포 산화를 막고, 노화 억제, 질병 예방의 효과를 발휘한다. 때문에 활성산소를 줄이고, 항산화 효소를 늘리면 누구나 건강하게 장수할 수 있다. 건강 장수의 핵심은 활성산소와 항산화 효소, 두 가지에 달려 있다. 하지만 시간 앞에 장사 없다고, 나이가 들수록 활성산소와 항산화 효소의 균형이 깨지기 쉽다.

20대에는 활성산소와 항산화 효소가 황금 비율을 이루어 젊음, 활력, 건강을 유지하지만, 30대부터는 균형이 깨지고, 시간이 흐를수록 그 불균형은 더욱 심화된다. 25세에 비해 40대는 항산화 효소 양이 50%나 감소하고, 60대가 되면 20대의 10% 수준으로 급감한다. 80대가 되면 항산화 효소는 거의 사라지고 활성산소만 남게 된다.

세포를 지키는 보이지 않는 방패, 항산화 물질

항산화 물질은 보이지 않는 방패처럼 활성산소로부터 소중한 세포와 생명의 설계도인 DNA를 안전하게 지켜주고, 외부에서 침입하는 각종 발암 물질이 우리 몸 안에서 활개치고 다니지 못하도록 철통 방어를 구축한다. 이러한 항산화 물질은 우리 몸에서 자체적으로 생산하는 항산화 물질과 외부 음식을 통해 수동적으로 보충해야 하는 항산화 물질로 나눌 수 있다.

우리 몸 속 본래 존재하는 항산화 물질로는 SOD Superoxide Dismutase, 글루타치온, 페록시다제, 요산, 빌리루빈, 알부민, 코엔자임큐텐 등이 있다. 또한, 음식을 통해 외부에서 보충해야 하는 항산화 물질로는 비타민A, 비타민C, 비타민E, 카로티노이드, 라이코펜, 루테인, 폴리페놀, 카테킨, 이소플라본, 셀레늄 등이 있다. 이들은 생명 유지에 꼭 필요한 존재다. 하지만 안타깝게도 체내 항산화 물질은 나이가 들면서 점점 그 양이 줄어든다. 따라서 30대 이후부터는 항산화 물질 고갈에 속도가 붙기 때문에 항산화 물질이 풍부한 음식을 의식적으로 섭취하는 일에 적극적으로 신경 써야 한다. 노화 시계를 늦추고 활성산소로부터 몸을 보호하기 위해서는 식탁 위에서부터 항산화 물질을 적극 보충해야 한다는 뜻이다.

우선 녹황색 채소와 과일에는 항산화 능력이 탁월한 다양하고 풍부한 영양소가 보물처럼 숨겨져 있다. 비타민C·E 역시 혈관 손상을 일으키는 주범인 활성산소를 효과적으로 제거하는 데 탁월한 효능을 발휘한다. 식탁 위의 보약인 채소와 과일을 가까이 해야 하는 이유다.

06

현대인의 생활 습관이 만드는 만병의 뿌리, 대사증후군

현대인의 건강을 위협하는 그림자, 대사증후군은 단순한 질병의 집합이 아닌, 잘못된 생활 방식이 빚어낸 결과물이다. 건강을 등한시하는 생활 습관은 둑을 무너뜨리는 작은 균열처럼 비만, 고혈압, 당뇨병, 고지혈증, 심혈관 질환과 같은 질병을 불러온다. 이 질병들은 '생활습관병'이라는 불명예스러운 꼬리표를 공유한다.

대사증후군은 여러 질병이 동시다발적으로 나타나는 건강의 적색 경고등과 같다. 의학적으로 명확한 기전은 밝혀지지 않았지만, 생명을 위협하는 심각한 질환임은 분명하다. 대사증후군 진단 시 당뇨병, 심혈관 질환 발병 위험이 2배 이상 높아진다. 대사증후군의 핵심에는 몸속 과도하게 축적된 지방 조직이 있다. 지방 조직은 인슐린 저항성, 즉 인슐린 기능을 저하시켜 혈당 조절에 혼란을 초래하고, 과도한 인슐린 분비를 유발하여 각종 만성 질환의 도미노를 일으킨다. 고중성지방혈증, 낮은 고밀도 콜레스테롤, 고혈압, 당뇨병과 같은 당대사 이상, 각종 성인병이 복부 비만과 그림자처럼 동반되는 것이 대사증후군의 특징이다.

특히, 복부에 쌓이는 내장지방은 단순한 지방 덩어리가 아닌, 혈압을 높이고, 혈당 조절 호르몬인 인슐린 기능마저 떨어뜨리는 만병의 씨앗이다. 내장지방은 고인슐린혈증, 인슐린 저항성 심화, 혈당 상승을 유발하고, 당뇨병, 심혈관 질환 발병 위험을 높이며, 혈관 염증, 혈액 응고 작용을 촉진하여 혈관을 좁고 딱딱하게 만드는 동맥경화를 유발한다. 고혈압, 당뇨병, 고인슐린혈증은 심혈관 질환 발생 위험을 높인다.

다음 5가지 항목 중 3가지 이상 해당될 경우, 대사증후군으로 진단된다.

① **허리둘레** : 남자 90cm(35인치), 여자 80cm(31.5인치) 이상

② **중성지방** : 150mg/dL 이상

③ **고밀도 지방** : 남자 40mg/dL 미만, 여자 50 mg/dL 미만

④ **혈압** : 130/85 mmHg 이상 또는 고혈압약 복용 중

⑤ **공복 혈당** : 100mg/L 이상 또는 혈당조절약 복용 중

안타깝게도 우리나라 성인 10명 중 7명은 심근경색, 협심증과 같은 심장 질환, 뇌졸중을 포함한 심혈관 질환 위험 요인을 하나 이상 가지고 있다. 특히 대사증후군 환자는 심혈관 질환으로 사망할 위험이 대사증후군이 없는 사람보다 4배나 높다는 연구 결과는 충격적이다.

대사 기능이 떨어지면 무력감, 의욕 상실, 체력 저하, 운동 능력 감소를 동반하고, 만성 질환을 악화시키는 악순환을 유발한다. 전신 만성 염증 반응, 혈액 응고 기능 이상, 심혈관계 위험 인자 증가는 각종 합병증과 사망률을 높인다. 적절한 치료와 생활 습관 개선과 같은 적극적인 노력이 없다면 지방간, 만성 신장 질환, 여성의 경우 다낭성 난소 증후군 등이 생길 수 있다.

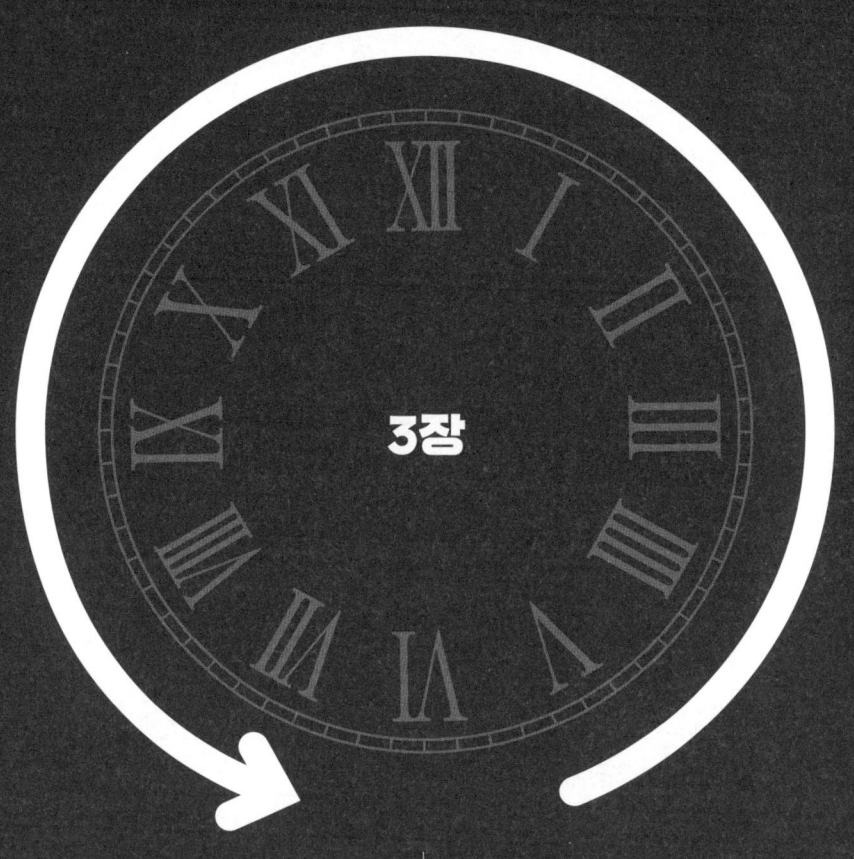

3장

노화 시계를 거꾸로 되돌리는 기적의 식사법

01

혈관과 장 건강을 되돌리는
식탁 위의 비밀

혈관도 우리 몸과 함께 나이를 먹고 늙어가기 때문에 젊을 때처럼 혈관 건강을 자신할 수 없다. 젊은 시절의 혈관은 탄력 넘치고 혈액 순환도 활발하지만, 시간이 흐르면서 노화, 스트레스, 음주, 흡연, 불균형한 식습관 등 여러 요인이 복합적으로 작용해 점점 굳고 탄력을 잃어 마치 오래된 고무 호스처럼 뻣뻣해진다. 게다가 피 또한 탁해지고 끈적해지며 혈관 벽에는 점점 노폐물이 쌓인다. 이러한 현상이 누적되면 혈액 순환이 제대로 되지 않으면서 심각한 혈관 질환으로 이어져 생명까지 위협할 수 있다.

문제는 혈관 건강을 꾸준히 관리하는 것이 결코 쉬운 일이 아니라는 것이다. 한번 손상된 혈관은 건강했던 예전 모습으로 되돌리기가 매우 어렵다. 하지만 우리에게는 아직 희망이 있다. 바로 장 건강을 잡는 '올바른 식습관'으로 혈관 건강까지 잡는 것이다.

장 건강과 혈관 건강은 생각보다 더 밀접한 관계로 얽혀있다. 건강한 장이 노폐물과 독소를 원활히 배출해야 혈액 속 지방과 콜레스테롤 수치를 조절하는 데 도움을 주기 때문이다. 그렇게 되기 위해서는 건강한 장을 만드는 올바른 식습관을 꼭 갖추어야만 한다. 올바른 식습관으로 손상된 혈관을 예전처럼 건강하게 만들 수 있는 것이다. 현명한 식습관은 우리 몸에 활력을 불어넣고 잃어버린 건강을 되찾아주는 강력한 무기가 될 수 있다.

건강한 혈관과 장을 위한 10가지 황금 식습관

지금부터 건강한 혈관과 장을 만드는 10가지 식습관을 살펴보겠다. 첫 번째 핵심 요소는 '삶고, 데치고, 생으로' 섭취하는 습관이다. 이는 장 건강의 든든한 뿌리가 된다. 같은 음식이라도 어떻게 생산하고 조리했는지에 따라 그 가치는 천차만별이다. 농약, 살충제, 성장 촉진제와 같은 화학 물질 없이 깨끗한 땅에서 유기농 방식으로 재배한 과일과 채소를 먹으면 우리 몸에 더 건강히 흡수되어 장 건강은 물론이거니와 혈관 건강까지 든든히 지킬 수 있다. 그러니 귀한 보석을 고르듯, 우리 몸에 이로운 건강한 먹거리를 신중하게 선택하는 것이 중요하다.

조리법 또한 영양소 파괴를 최소화하는 방향을 권한다. 높은 온도에서 오랜 시간 조리하는 방식 대신 48도 이하의 낮은 온도에서 조리하는 것이다. 굽거나 튀기는 방법보다 삶거나 데치는 방식을 권장하고, 아니면 생으로 먹는 것이 좋은 식습관이다. 특히 숯불에 직접 굽는 음식은 장 건강을 망칠 뿐만 아니라 장기적으로 암 발생 위험까지 높이는 주범이므로 피하는 것이 좋다.

두 번째, 식탁 위에 늘 녹황색 채소가 있어야 한다. 녹황색 채소는 장 건강을 위한 보물 창고와 같다. 녹황색 채소에는 활성산소로부터 세포를 보호하는 항산화 성분은 물론이거니와 생명 유지에 필수적인 비타민과 미네랄, 신진대사를 활발하게 돕는 효소가 가득하다. 채소에 풍부한 식이섬유는 장내 유익균의 먹이가 되어 장 환경을 건강하게 만드는 데 핵심적인 역할을 한다.

세 번째, 필수 불포화지방산을 섭취하는 것도 중요하다. 지방이라고 해서 무조건 피해야 하는 것은 아니다. 필수 불포화지방산은 우리 몸에서 스스로 만들 수 없기 때문에 반드시 음식으로 섭취해야 한다. 그중에서 오메가6에 집중할 필요가 있다. 오메가 6 불포화지방산은 곡류와 씨앗에 풍부한데, 여기에 감마 리놀레인산까지 들어있는 해바라기유, 홍화씨 오일, 맥아오일, 참깨, 호박, 옥수수 오일, 달맞이꽃 종자유, 보리지 오일 등을 충분히 섭취하는 것이 좋다. 또한 리놀레산이 풍부한 채소, 과일, 곡물, 씨앗, 견과류, 올리브유, 포도씨유 등도 부족하지 않게 챙겨 먹어야 한다. 오메가 3 불포화지방산 또한 놓칠 수 없다. 알파 리놀레인산, EPA, DHA와 같은 오메가 3 지방산은 생선 기름, 아마씨유, 유채 기름, 카놀라유, 호두 기름, 녹색 잎 채소, 호박 씨앗, 겨자씨앗, 곡물, 콩, 스피루리나spirulina 등에 풍부하게 들어있다.

일반적으로 한국인의 식단은 오메가 6 섭취는 과다하고 오메가 3 섭취는 부족한 경향을 보인다. 건강을 위해서는 오메가 6 섭취를 줄이고 오메가 3 섭취를 늘리도록 노력해야 한다. 이때, 오메가 3와 오메가 6의 적정 비율은 1:1 ~ 1:4 정도다. 옥수수 사료를 먹고 자란 동물(예를 들어 소, 닭)이나 각종 튀김류에는 오메가 6 함량이 높으므로 섭취를 줄이고, 섬유소가 풍부한 과일, 채소, 곡물, 콩류, 견과류, 씨앗(알레르기가 없는 것으로), 아마씨, 귀리, 밀기울 등 오메가 3와 다양한 영양소를 공급하는 식품들을 충분히 섭취하자. 다만, 이러한 식품에 알레르기가 있거나 섭취 후 불편함이 느껴진다면 전문가와 상담하는 것이 좋다.

네 번째, 하루에 적정 양의 물을 꾸준히 섭취해야 한다. 아침에 일어나 미지근한 온도의 물 한 잔으로 잠들었던 몸을 깨우고, 시시때때로 수분을 섭취해야만 한다. 자고로 물은 장 건강을 돕는 최고의 도우미다. 특히 소화, 장 운동, 해독 작용, 변비 예방 등 장 건강 유지에 매우 중요한 역할을 한다. 수많은 음식 중에서도 물만큼 장 건강에 직접적으로 이로운 것은 없을 것이다. 그러니 매일 충분한 물을 마시는 것이 건강한 삶을 위한 가장 기본적인 투자임을 기억하자.

다섯 번째, 장 건강을 특별하게 챙겨주는 숨겨진 보물 같은 식품들을 식단에 적극적으로 활용하자. 마늘, 스테비아, 프로바이오틱스, 초유, 백미 대신 현미, 생강, 파, 양파, 부추, 브로콜리, 우엉, 도토리묵, 오미자 등은 장 건강에 탁월한 효과가 있는 식품들이다. 이러한 식품들을 식단에 골고루 충분히 포함한다면 장 건강은 물론 전반적인 건강 수준을 한 단계 더 끌어올릴 수 있을 것이다.

여섯 번째, 음식으로 섭취할 수 있는 것 외에도 보조 영양제를 통해 장 건강을 돕는 영양소를 알아두는 것이 필요하다. 글루타민, 필수지방산, 비타민 D, 아연, 판토텐산 등은 장 건강을 돕는 대표적인 영양소다. 잦은 장 트러블로 고생하고 있다면 전문가와 상담 후 이러한 영양제를 복용하는 것을 고려해볼 수 있다.

혈관과 장 건강에 좋은 영양소와 대표 식품

연령대	혈관 건강	장 건강	대표 식품
오메가 3	혈관 탄력 유지	장내 염증 감소	고등어, 연어, 아마씨, 호두
식이섬유	콜레스테롤 감소	장내 유익균 증식	브로콜리, 귀리, 현미, 양배추
프로바이오틱스	혈관 염증 완화	장내 미생물 균형	김치, 요구르트, 된장
비타민 C	항산화 작용	장 점막 보호	파프리카, 감귤류, 키위
글루타민	혈관 세포 재생	장벽 보호 및 회복	닭고기, 계란, 콩, 양배추

일곱 번째, 좋은 음식을 챙겨 먹는 것만큼 5가지 건강한 식사 원칙을

유지하는 것도 중요하다. 음식 꼭꼭 씹기, 소식하기, 싱겁게 먹기, 저혈당지수 식사, 천천히 식사하기 등 이 5가지 식사 원칙만 잘 지켜도 장 건강을 튼튼하게 만들 수 있다.

여덟 번째, 운동은 만병통치약이다. 장 건강에도 예외는 아니다. 특히 식후 30분 걷기나 매일 7000보 이상 걷는 것은 장 운동을 활발하게 만들고 장 건강을 증진시키는 최고의 운동법이다. 처음부터 무리할 필요는 없지만, 장 건강이 좋지 않다고 느낀다면 지금 당장 식후 걷기 운동부터 시작해보자.

아홉 번째, 장 건강을 위협하는 적들의 정체를 파악하고 멀리해야 한다. 영양 불균형, 음식 알레르기, 유사 생화합물xenobiotics, 독소, 세균 감염, 만성 염증 반응 등은 장 건강을 파괴하는 대표적인 원인이다. 장 건강을 위해서는 이러한 원인들을 꼼꼼히 파악하고 생활 속에서 최대한 피하려는 노력이 필요하다. 마치 집 안 청소를 하듯 우리 몸속 장 건강을 위협하는 요인들을 깨끗하게 제거해야 한다.

열 번째, 나이가 들수록 줄어드는 소화 효소를 외부에서 보충해주는 지혜가 필요하다. 우리 몸은 평생 사용할 수 있는 효소의 양이 정해져 있다. 나이가 들수록 체내 효소 생성 능력은 점차 감소하여 20대에는 체내 효소 보유량이 60% 수준이지만 40대는 40%, 60대는 25%까지 급격하게 줄어든다. 따라서 소화 효소가 풍부하게 함유된 발효 음식을 충분히 섭취하여 체내 효소를 보충하는 것은 장 건강을 지키는 현명한 방법이다. 단백질 소화를 돕는 파파야, 파인애플, 무화과, 키위, 생강과 같은 식품들은 소화 효소가 풍부한 대표적인 음식이다.

02

마음 챙김 식사법 :
몸과 마음을 다스리는 식탁 혁명

좋은 식재료를 고르는 건강한 식습관에 제대로 된 식사법까지 더해진다면 건강 관리는 더욱 탄탄해진다. 그래서 추천하는 것이 바로 '마음 챙김 식사법Mindful Eating'이다.

마음 챙김 식사법은 스트레스 해소와 마음의 평안을 가져다주는 명상법인 '마음 챙김mindfulness'을 식사에 접목한 것이다. 이는 음식과 식사 행위에 오롯이 집중하며 음식의 진정한 가치를 깨닫는 여정이라고 할 수 있다. 단순히 배를 채우는 행위를 넘어 무엇을, 어떻게 먹을 것인가를 깊이 생각하고 음식이 우리 몸에 주는 영양학적 가치와 미각의 즐거움을 온전히 느끼는 의식적인 식사법이다.

마음 챙김 식사법은 체중 감량은 물론 정신 건강 증진, 스트레스 감소 등 다양한 긍정적인 효과를 가져다준다. 미국 노스캐롤라이나 주립대학교 캐롤린 던Carolyn Dunn 교수 연구팀은 일반인 80명에게 15주 동안 마음 챙김 식사법을 실천하도록 한 결과, 평균 1.9kg의 체중 감량 효과를 확인했다. 연구팀은 오감을 활짝 열어 음식의 맛과 향을 깊이 음미하는 행위가 식욕을 자연스럽게 억제하여 과식을 예방하는 효과를 가져온다고 분석했다. 던 교수는 "음식의 맛, 향, 식사의 목적을 분명히 인식하며 식사한다면 진정한 식사의 즐거움을 경험할 수 있다"고 강조한다.

마음 챙김 식사법의 핵심은 식사 속도를 늦추는 것이다. 하버드 의과대학 연구진은 마음 챙김 식사법이 뇌가 포만감을 인지하는 데 필요한 시간인 약 20분을 벌어줌으로써 식사량 조절을 용이하게 하여 비만을 예방하는 효과가 있다고 설명한다.

이처럼 천천히 식사하는 방식은 우리 몸이 포만감을 느끼기에 충분한 시간을 준다. 눈앞의 음식을 습관적으로 허겁지겁 먹는 것이 아니라 몸의 신호에 귀 기울이며 천천히 음미하는 식사를 통해 불필요한 과식을 막을 수 있는 것이다. 그렇다면 이제 마음 챙김 식사법 5단계를 자세히 알아보자.

마음 챙김 식사법 5단계

1단계 : 등받이가 있는 의자에 등을 바로 세워 앉는다. 가능하다면 등받이에서 등을 살짝 떼어 허리가 스스로 설 수 있게 한다. 발바닥은 바닥에 붙이고 눈은 감는다(뜬다면 지그시 뜬다).

2단계 : 몸에서 숨이 들어오고 나가는 감각에 집중한다. 들숨과 날숨에서 서로 다르게 느껴지는 감각과 접촉한다. 특별한 현상을 찾으려 하지 말고, 들어오고 나가는 호흡을 관찰한다. 이때 호흡하는 방식을 의도적으로 바꿀 필요는 없다.

3단계 : 얼마 지나지 않아 마음은 이리저리 방황할 것이다. 그럴 경우 부드럽고 자연스럽게 주의를 호흡으로 되돌린다. 마음이 다른 곳을 방황하고 있다는 사실을 의식하더라도 자신을 비난하지 않고 주의를 되가져오는 것이야말로 마음 챙김 수련에서 가장 중요한 일이다.

4단계 : 마음이 마침내 고요한 연못처럼 평온해질 것이다(물론 그렇지 않을 수도 있다). 설령 아주 고요한 상태에 이르렀다 해도 이 또한 오래 지나지 않아 사라진다. 화가 나고 짜증이 나더라도 역시 얼마 지나지

> 않아 마음은 변화한다. 어떤 일이 일어나든 다만 있는 그대로 내버려 둔다.
>
> **5단계:** 이렇게 1분이 지난 뒤 눈을 뜨고서 눈에 들어오는 방 안 모습을 있는 그대로 받아들인다.

여기서 가장 중요한 것은 마음 챙김 호흡법을 실천한 후 현재 느끼는 배고픔의 정도를 차분하게 평가하는 단계를 반드시 거쳐야 한다는 것이다. 자신의 배고픔 정도에 따라 마음 챙김 식사법과 거꾸로 식사법을 적절히 활용하여 건강한 식사를 실천할 수 있다.

> **배고픔의 정도 6단계**
>
> **1단계 : 몹시 배고픔. 몹시 굶주린 상태라고 느낀다.**
>
> 이때는 마음 챙김 식사법을 시도하지 않는다. 자신이 지금 어떤 상태인지 분명하게 자각하며, 다음에 설명할 거꾸로 식사법에 따라 의식적으로 자신의 식사 전체를 관찰하고, 식사량을 제한하는 것이 바람직하다.

2단계 : 적당하게 배고픔. 어느 정도 배고픔을 느낀다.

3단계 : 약간 배고픔. 약간 위가 비어있는 듯한 느낌이다.

2단계와 3단계에서 음식물을 천천히 섭취해본다. 다만, 이때도 중간중간 앞서 배운 1분 명상을 실천하며 급하고 자동적인 식사가 되지 않도록 조심한다.

4단계 : 중간. 배고픔도 배부름도 느끼지 못한다.

이 단계에서는 천천히 거꾸로 식사법을 통해 식사를 이어나간다.

5단계 : 적당하게 포만감을 느낀다.

더 이상 배고프다고 느끼지 않는다. 음식물로 위가 늘어났다는 첫 신호를 알아차릴 수 있다. 뱃속에서 온기를 느끼는 사람도 있다.

6단계 : 배부름. 위가 적당히 늘어났다고 느낀다.

5~6단계에서 음식물 섭취를 멈춰야 한다. 즉, 위가 막 늘어나는 순간 수저를 그만 놓아야 한다.

7단계 : 매우 배부름. 위가 가득 찼다고 느낀다.

이제 충분히 포만감을 느끼며, 배가 불러서 느끼는 즐거움과 여러 감각을 충분히 음미한다. 위와 장, 내부 장기에서 일어나는 여러 감각을 앞서 제시한 1분 명상과 함께 실천해본다. 소화 장기가 아니더라도 뺨이나 등, 손목과 같은 다른 신체 부위의 감각을 함께 느껴보는 것도 좋다. 몸에 에너지가 점점 채워지는 것을 느낀다. 천천히 음식물이 소화되며 생기는 나른함이나 안온함도 함께 음미해본다.

03

거꾸로 식사법, 혈당 스파이크를 잡는 2:1의 마법

　혈당 관리를 돕는 '거꾸로 식사법'은 비탄수화물 음식과 탄수화물 음식의 섭취 비율을 2:1로 조절하고 식사 순서를 채소, 단백질, 탄수화물 순으로 바꾸는 건강 식사법이다. 밥보다 반찬을 먼저, 채소와 단백질을 먼저 섭취하는 것이 핵심이며, 구체적인 실천 요령은 다음과 같다.

첫째, 과일을 식전 에피타이저처럼 즐기자.
　일반적으로 식후에 먹는 과일을 식사 전에 먼저 먹는 것으로 순서를 바꿔보자. 과일의 달콤함은 입맛을 돋우고 섬유질과 수분은 포만감을 높여 과식을 예방하는 효과를 얻을 수 있다.

둘째, '채소-단백질, 채소-지방' 순으로 밥과 번갈아 섭취하자.

식탁에 차려진 다양한 반찬을 먹을 때 채소 반찬 한 젓가락, 단백질 반찬 한 젓가락을 먼저 집은 후 밥 한 숟갈을 먹는 과정을 1단계로 한다. 그다음 채소 반찬 한 젓가락, 지방이 포함된 반찬 한 젓가락을 먹은 후 다시 밥 한 숟갈을 먹는 과정을 2단계로 한다. 1단계와 2단계를 번갈아 가며 식사하면 자연스럽게 탄수화물 섭취량은 줄이고 비탄수화물 섭취량은 늘리는 2:1 비율을 달성할 수 있다. 물론 식탁에는 탄수화물, 단백질, 지방, 비타민, 미네랄 등 각종 영양소가 균형 있게 차려져 있어야 한다.

셋째, 식사 시간과 대화 시간의 황금 비율 2:1을 지키자.

거꾸로 식사법은 음식 섭취 시간과 식사 중 대화 시간 비율 또한 2:1로 조절할 것을 권장한다. 식사 시간은 최소 15분 이상 확보하여 뇌가 포만감을 충분히 느낄 수 있도록 해야 한다는 것이다. 이를 위해 음식을 천천히 씹고 맛을 음미하며 가족, 친구, 동료와 따뜻한 대화를 나누는 여유로운 식사 시간을 갖는 것이 좋다. 즐거운 대화는 식사 시간을 자연스럽게 늘려줄 뿐만 아니라 만족감을 높이고 소화 기능 향상에도 도움을 준다. 사랑하는 사람들과의 유대감을 강화시키는 것은 덤이다.

거꾸로 식사법의 5가지 효과

실제로 거꾸로 식사법은 혈당 조절에 뛰어난 효과를 입증했다. 일반적인 식사 후 혈당은 20~60mg/dL까지 상승하는 반면 거꾸로 식사법을 실천한 사람들의 혈당 상승폭은 평균 3mg/dL에 불과했다. 이는 동일인이 일반적인 식사를 했을 때 혈당이 평균 27mg/dL 상승했던 것과 비교하면 놀라운 결과다. 거꾸로 식사법은 혈당 스파이크를 최소화하고 혈당 변동폭을 줄여 혈당 관리에 획기적인 도움을 줄 수 있다. 더 자세한 효과는 다음과 같다.

① **식사량 감소**

식사 초반에 포만감이 높은 채소를 섭취하면 자연스럽게 다른 음식을 평소보다 덜 먹게 되면서 전체 식사량을 줄이는 효과를 얻을 수 있다.

② **당뇨 위험 감소**

혈당지수가 낮은 채소와 단백질 위주로 식사를 시작하여 혈당 스파이크를 억제하고 혈당 조절 능력을 향상시켜 당뇨병 발병 위험을 낮춘다.

③ **장 건강 증진**

섬유질이 풍부한 채소 섭취를 늘리면 장내 유익균의 활동이 활발해진다. 이로 인해 장 운동이 촉진되어 자연스럽게 장 건강을 개선한다.

④ **식사 만족도 향상**

오래 씹어야 하는 채소를 천천히 섭취하는 과정에서 식사 속도가 자연스럽게 느려지고 포만 중추가 포만감을 느끼는 데 필요한 충분한 시간을 확보하여 식사에 대한 만족도를 높인다.

⑤ **건강한 식습관 인식**

익숙하지 않은 식사 순서를 의식적으로 실천하는 과정 자체가 매우 중요하다. 매 식사 시간마다 건강한 식습관의 중요성을 스스로에게 상기시키다보면 자연스럽게 건강한 식습관을 얻게 된다.

04

천천히 씹는 습관이
당신의 식욕을 다스린다

　마음 챙김 식사법과 거꾸로 식사법의 핵심은 '음식을 천천히 그리고 음미하며 먹는 것'이다. 이 원칙을 지키지 않고 음식을 허겁지겁 빨리 먹는 습관은 혈관 건강을 해치고 노화를 앞당기는 지름길이 될 수 있다. 음식 섭취 속도는 우리 건강에 생각보다 큰 영향을 미치기 때문이다.

　실제로 비만인 사람들의 식습관을 분석해보면 대부분 식사 속도가 지나치게 빠르다는 공통점을 발견할 수 있다. 다이어트에 실패하는 사람들의 평균 식사 시간은 10분 내외로 매우 짧다. 하지만 '빨리' 먹는다고 해서 '적게' 먹는 것은 아니다. 다이어트 실패자들은 1인분 식사량을 단지 '빨리' 먹을 뿐이다. 이렇게 식사를 빨리 하는 이유는 심리적으로

든 육체적으로든 폭식을 즐기는 욕구 때문이다.

그렇다면 왜 우리는 천천히 먹어야 하는 것일까? 그건 바로 '렙틴 Leptin*'이라는 호르몬 때문이다. 식사 시간이 20분 이상 길어지면 식욕 억제 호르몬인 렙틴이 분비되기 시작하여 음식 섭취에 대한 불쾌감을 유발한다. 이에 자신도 모르게 렙틴이 분비되기 전에 재빨리 음식을 먹어 치우는 경우가 생기는 것이다. 그래서 다이어트에 번번이 실패하는 사람들의 식사 모습을 자세히 보면 음식을 제대로 씹지 않고 삼키는 모습을 흔히 볼 수 있다.

이렇게 음식을 씹지 않고 삼키는 습관은 비만과 직결된다. 꼭꼭 씹으면 음식을 천천히 먹을 수밖에 없고 식욕 억제 호르몬인 렙틴이 활동할 충분한 여유도 만들어진다. 꼭꼭 씹기만 해도 총 음식 섭취량은 적정 수준을 유지할 수 있게 되는 것이다. 빨리 먹기 자체가 미각중독의 즉각성을 강화시켜 더욱 악화시키는 주범이므로 반드시 천천히 먹기를 훈련해야 한다. 이때 도움이 되는 실천 지침은 다음과 같다.

① 30번 이상 씹기 : 슬로우 푸드 활용

입안에서 쉽게 넘어가는 음식은 빨리, 그리고 많이 먹고 싶은 욕망을 부추긴다. 특히 부드러운 음식은 미각을 더욱 조급하게 만들어 과식과

---

*렙틴 : 지방 세포에서 분비되어 식욕을 억제하는 호르몬

폭식을 유발하는 악순환을 초래한다. 스트레스 상황에서는 입맛 조급증이 더욱 심화되어 부드러운 음식에 대한 탐닉이 더욱 강해지는 경향을 보인다.

반면 질기고 다소 딱딱하며 거친 음식은 미각의 인내력을 길러준다. 섬유질이 풍부한 각종 채소, 영양 성분이 살아있는 배아 곡류, 통째로 먹는 과일 등은 오랜 시간 씹어야 하는 대표적인 슬로우 푸드다. 처음에는 질기고 뻣뻣한 식감에 불편함을 느낄 수도 있지만, 천천히 씹는 습관이 몸에 배면 그동안 잊고 지냈던 음식 본연의 참맛을 새롭게 발견하는 기쁨을 누릴 수 있다. 예를 들어 현미 잡곡밥을 생각해 보자. 현미 잡곡밥은 30번 이상 씹어도 씹을 거리가 남아있어 특유의 고소한 맛을 즐길 수 있다. 많은 사람들이 꺼리는 생양배추 역시 20번 이상 천천히 씹으면 놀랍도록 신선하고 달콤한 천연 단맛을 느낄 수 있다. 이처럼 슬로우 푸드는 미각 중독에서 벗어나 건강한 식습관을 형성하도록 돕는 훌륭한 도구가 될 수 있다.

② 미각 욕구 충족 지연 훈련

미각은 본능적인 욕구이므로 무조건 억압하기보다는 적절히 만족시키면서도 과도한 탐닉으로 이어지지 않도록 스스로 규율을 정하는 것이 중요하다. 미각 욕구를 무작정 억누르면 오히려 역효과를 불러일으킬 수 있고 방치하면 미각 중독은 더욱 심화될 수 있다. 따라서 자신의 미각 만족 욕구를 스스로 조절하고 지연시킬 수 있는 능력을 키우는 훈련이 필요하다.

미각 충족 지연 훈련의 핵심 원칙은 식사 초반기보다 후반기에 먹을 음식의 양을 늘리는 것이다. 미각 중독 경향이 있는 사람들은 대부분 식사 초반에 많은 양의 음식을 빠르게 섭취하고 후회하는 경향을 보인다. 후반에 식사량을 줄이려고 노력하지만 이미 뇌는 충분히 만족감을 느끼지 못했다는 신호를 보내 미각 충동만 더욱 강화될 수 있다.

이를 피하기 위해 미각 욕구 충족 지연 훈련이 필요하다. 전체 식사 예정량을 3이라고 가정했을 때 식사 시간을 전반과 후반으로 나누어 전반에 1, 후반에 2 비율로 음식을 섭취하는 것이 미각 충족 지연 훈련의 핵심이다. 식사 전반기에 전체 섭취량의 1/3만 섭취하면 자연스럽게 천천히 먹기 훈련이 가능해진다. 동시에 후반기에 전반기보다 많은 양을 섭취함으로써 뇌는 충분한 만족감을 느끼고 과식 충동을 억제하는 효과를 얻을 수 있다.

물론 후반기에도 천천히 먹기 원칙을 지켜야 한다. 전반기에 후반기의 절반 양만 섭취하려면 후반기 식사 속도의 절반 정도로 천천히 먹어야 하므로 전체적인 식사 시간은 자연스럽게 2배 이상 늘어나게 된다.

③ 채소 중심 식단 실천

일주일에 한 번 정도는 전체 식사를 채소만으로 구성하는 것을 고려해보자. 영양소 균형과 미각 욕구 충족 측면에서 매일 실천하기는 어렵지만 채소만으로 구성된 식사는 착한 포만감을 경험하고 포만감에 대한 인식을 새롭게 정립하는 계기를 마련해줄 수 있다. 더불어 미각 중독에서 벗어나 건강한 식습관으로 나아가는 디딤돌 역할을 할 수 있다.

④ 절대적 천천히 씹기 훈련

스마트폰 카메라를 이용하여 자신의 식사 모습을 영상으로 기록해보는 것도 좋은 방법이다. 카메라 앞에서는 평소보다 의식적으로 행동하게 되지만 미각 중독 경향이 있는 사람들의 식사 모습은 여전히 분주하고 조급한 경향을 보인다. 음식을 눈앞에 두면 자제력을 잃고 식탁으로 이끌리는 자신의 모습을 객관적으로 확인할 수 있다.

우리의 식사는 '넘김'의 연속으로 이루어진다. 과식은 한 번 넘기는 음식의 양이 많거나 넘김 횟수가 자신의 기준보다 많은 경우를 의미하며 폭식은 평소 유지되던 넘김 양이나 횟수가 특정 식사에서 과도하게 증가하는 경우다. 건강한 식습관을 위해서는 적절한 식사 시간을 확보하고 한 번에 넘기는 음식의 양을 줄이며 넘김 횟수를 조절하는 노력이 필요하다.

동일한 식사 시간 내에 넘김 횟수를 줄이는 가장 효과적인 방법은 음식을 천천히 꼭꼭 씹거나 식사 시간 중 일부러 먹지 않는 시간을 확보하여 넘김 자체를 최대한 줄이는 것이다. 자신이 정한 기준에 따라 씹는 속도와 횟수를 조절하는 '절대적 천천히 씹기 훈련'을 우선적으로 실천하는 것이 중요하다.

'절대적 천천히 씹기 훈련' 시에는 스톱워치 타이머를 활용한다. 영상 속 자신의 모습을 보면서 입안에 음식이 들어간 후 얼마나 오랜 시간 동안 몇 번이나 씹는지 정확하게 측정하고 기록한다. 영상 분석 후에는 '2배 횟수 씹기' 훈련을 시행한다. 평소 10번 씹고 삼켰던 음식을 20번 씹는 것처럼 씹는 횟수를 의식적으로 늘리는 훈련이다. 자연스럽게 한 번 입에 넣은 음식을 씹는 시간 또한 길어진다. 예를 들어 이전에는 한 입당 30초 동안 씹었다면 훈련 후에는 60초 동안 씹는 것처럼 씹는 시간을 점진적으로 늘려나간다.

이러한 훈련을 통해 15분 동안 30번 음식을 집어 먹었던 식습관이 15분 동안 15번 음식을 집는 것으로 바뀌고 음식이 입으로 들어가는 횟수가 줄어들면서 자연스럽게 전체 섭취량 또한 줄어든다.

⑤ 상대적 천천히 씹기 훈련

이 훈련은 타인과의 식사 자리에서 다른 사람보다 더 천천히 먹는 것을 목표로 한다. 여럿이 함께 식사하는 자리에서 가장 느린 속도로 식사하는 사람을 찾아 기준으로 삼는다. 식사 시작 후 1분 정도 주변을 살펴보면 가장 느린 식사 속도를 가진 사람을 쉽게 발견할 수 있다. 다른 사람들이 수저를 입과 식탁 사이로 두 번 왕복할 때 한 번 정도 왕복하는 사람이 가장 느린 속도로 식사하는 사람일 가능성이 높다. 기준이 되는 사람을 정했다면 그 사람보다 더 느리게 젓가락과 숟가락을 움직이려고 의식적으로 노력한다. 그 사람이 수저를 들 때 동시에 수저를 들고 수저를 내려놓을 때는 약간 늦게 내려놓는 방식으로 식사 속도를 조절한다. 다음번에 수저를 들 때는 동시에 들어도 되지만 한두 번 정도는 일부러 수저 드는 것을 건너뛰는 것도 좋다.

　이처럼 서너 번만 기준으로 삼은 사람의 식사 속도를 의식하면서 먹게 되면 그 다음부터는 자연스럽게 '천천히 먹기' 리듬이 몸에 배게 된다. 자유롭게 식사를 하다가도 중간 중간 그 사람과의 식사 속도를 비교하며 자신의 식사 속도를 점검하는 습관을 들인다. 천천히 먹기 훈련의 핵심은 반복적인 연습을 통해 건강한 식사 리듬을 몸에 익히는 것이다. 지속적인 반복 훈련을 통해 머리뿐만 아니라 손과 입 또한 천천히 그리고 꼭꼭 씹는 식습관을 자동적으로 실천하도록 만드는 것이 최종 목표다.

05

독(毒)이 되는 음식 VS 약(藥)이 되는 음식

우리 몸에 독(毒)이 되는 음식이 있다면 반대로 우리 몸을 이롭게 하는 약(藥)이 되는 음식 또한 존재한다. 수많은 음식의 홍수 속에서 과연 어떤 음식을 어떻게 섭취해야 내 몸을 건강하게 만들 수 있을까?

하루 한 줌 이상의 과일은 독? 당신이 모르는 과당의 비밀

과일은 비타민, 미네랄, 항산화 물질, 섬유질이 풍부한 건강의 대명사로 알려져 있다. 활성산소를 줄여 노화를 늦추고 변비를 예방하여 장 건강을 개선하며 마이크로바이옴Microbiome*의 먹이가 되어 장 건강을 돕고 혈중 콜레스테롤 수치를 낮추는 등 과일은 우리 몸에 다양한 긍정적

효과를 준다.

하지만 간과해서는 안 될 중요한 사실은 몸에 좋은 과일도 잘못된 방식으로 섭취할 경우 오히려 건강을 해치는 독이 될 수 있다는 점이다. 과일 섭취가 양날의 검이 될 수 있다는 위험성을 제대로 인지해야 한다. 건강하게 과일을 섭취하기 위해서는 과일의 주성분과 우리 몸속 저장 메커니즘에 대한 정확한 이해가 필요하다.

과일의 주요 구성 성분은 포도당과 과당이다. 포도당과 과당이 결합된 형태가 바로 우리가 흔히 섭취하는 설탕이다. 장을 통해 우리 몸에 흡수된 포도당은 70%가 근육에 저장되어 에너지원으로 활용되고 나머지 30%는 간에 저장되는 반면 과당은 대부분 간으로 직접 운반되어 간에만 저장되는 특징을 지닌다. 만약 우리가 과다한 설탕을 섭취할 경우 설탕 속 과당 성분은 간에 우선적으로 저장되고 남은 당은 근육에 저장되는 과정을 거친다. 간에 과도하게 축적된 과당은 대부분 내장지방으로 전환되어 복부 비만을 유발하고 이는 장기적으로 인슐린 저항성을 유발하는 주요 원인이 된다. 결론적으로 과당 함량이 높은 과일을 지나치게 많이 섭취할 경우 비만과 지방간을 유발하는 독이 될 수 있음을 명심해야 한다.

---

*마이크로바이옴 : 우리 몸에 서식하는 미생물 생태계

체형과 건강 상태에 상관없이 우리 몸을 위협하는 과일

정상 체중의 건강한 사람이라도 과일을 지나치게 많이 섭취하면 과일 속 포도당이 혈당 수치를 급격히 상승시키고 과당은 간에 지방 축적을 유발하여 건강을 해칠 수 있다. 그렇다면 당뇨병 전단계이거나 당뇨병 환자의 경우는 어떨까? 이들이 과량의 과일 섭취를 하게 되면 혈당을 급격하게 높이는 포도당과 인슐린 저항성과 지방간을 유발하는 과당의 복합적인 작용으로 인해 혈당 조절에 심각한 악영향을 미쳐 기존의 당뇨병을 더욱 악화시킬 수 있다.

마른 비만 체형은 과일 섭취에 더욱 주의해야 한다. 겉보기에는 날씬해 보이지만 체지방률은 높고 근육량이 부족한 타입은 과도한 과일 섭취는 더욱 위험할 수 있기 때문이다. 특히, 마른 비만 체형의 경우 과일 속 과당이 간에 축적되어 지방간을 유발한다. 여기에 포도당마저 부족한 근육 대신 간에 저장될 가능성이 높아 일반인에 비해 지방간 발생 위험이 더욱 높아진다. 실제로 혈관 건강에 적신호가 켜진 마른 비만 중년 여성이 건강에 좋다는 생각에 극단적으로 과일과 채소만 섭취하는 식단을 유지하다가 오히려 근육량은 감소하고 당뇨병은 악화되었으며 체중마저 감소하는 건강 이상 사례가 보고되기도 했다.

그런 의미에서 지방간을 앓고 있다면 지나친 과일 섭취를 조심해야 한다. 이미 간에 지방이 과도하게 축적된 지방간 환자가 과일을 과량 섭취할 경우 과당으로 인해 지방간은 더욱 악화되고 남은 당들은 내장지방으로 축적되어 결국 연쇄적인 혈당 상승과 당뇨병 발병으로 이어질 수 있다.

과일을 '주스' 형태로 섭취하는 것은 최악의 선택이다. 과일을 갈아서 주스로 만들어 마시는 경우 과일 속 섬유질은 파괴되고 당은 액체 형태로 농축되어 우리 몸에 빠르게 흡수된다. 이는 혈당을 급격하게 상승시키는 혈당 스파이크를 유발하여 당뇨병 위험을 높이는 것은 물론 과일이 주는 좋은 점을 거의 다 없애는 조리법이다.

건강하게 과일을 즐기는 방법

그렇다면 과일을 건강하게 즐기려면 어떻게 해야 할까? 비만이거나, 마른 비만 체형이거나, 혈당 수치가 높거나, 지방간을 앓고 있는 사람들은 과일 한 개나 두 개를 통째로 먹는 대신 한 쪽, 두 쪽씩 소량만 섭취하는 절제가 필요하다.

혈당 관리가 필요한 건강 상태에서는 되도록 혈당지수(GI 지수)가 낮은 과일을 선택하는 것이 현명하다. 혈당지수란 특정 음식이 혈당을 얼마나 빨리 그리고 높이 올리는지를 나타내는 지표다. 혈당지수가 40 이하인 과일은 혈당을 천천히 그리고 완만하게 올려 혈당 관리에 비교적 유리하다.

일반적으로 혈당지수가 낮은 과일로는 배, 오렌지, 체리, 자두, 복숭아, 딸기 등이 대표적이다. 반대로 수박, 파인애플, 망고, 바나나 등은 혈당지수가 다소 높은 과일이다. 그렇다고 이들을 무작정 피해야 하는 것은 아니다. 과일을 선택할 때 혈당지수에 탄수화물의 양까지 반영한 지표인 '당질지수'를 체크해야 한다. 혈당지수가 다소 높은 과일이라고 하더라도 아래 표에서 보듯이 당질지수가 낮거나 중간 정도라면 적당량 먹어도 된다.

대표 과일들의 당질 수치

과일명	100g당 당질(g)	100g의 평균 기준
아보카도	0.9	2/3개
딸기	7.1	7알
복숭아	8.9	2/3개
자몽	9.0	1/3개
수박	9.2	1/50개
멜론	9.9	1/6개
배	10.4	1/3개
감귤	11.0	1개
오렌지	10.8	1/2개
파인애플	11.9	1/7개
무화과	12.4	1개
사과	13.1	1/2개
키위	13.2	1개
체리	14.0	10개
감	14.3	1/2개
포도	15.1	10개
바나나	21.4	1/2개

우리 몸에 확실한 약이 되는 채소

때로는 독이 되고, 때로는 약이 되는 과일과 달리 채소는 우리에게 확실한 약이 된다. 이러한 채소를 매일 먹는 것이 건강에 좋다는 것은 이제 누구나 아는 상식이다. 그러나 우리나라 사람들의 채소 섭취량은 여전히 표준치에 한참 미치지 못한다.

일반적으로 건강한 성인이라면 하루 500g 이상의 채소와 과일을 꾸준히 먹어야 한다. 특히 다이어트 중이라면 채소와 과일 섭취량을 더욱 늘려 하루 700g 이상 섭취할 것을 적극 권장한다. 하지만 2019년 국민건강통계에 따르면 우리나라 성인의 경우 채소와 과일의 하루 권고량 이상을 섭취하는 비율이 2015년 40.5%, 2017년 34.4%, 2019년은 31.3%였다. 특히, 2019년 20대 청년층의 경우 채소와 과일을 하루 500g 이상 섭취하는 비율은 16.6%에 불과한 것으로 나타났다.

하루 500g 이상의 채소와 과일을 먹는 습관만 제대로 들여도 체중 관리는 훨씬 수월해짐은 물론이거니와 노화 예방에도 효과적이다. 채소는 풍부한 식이섬유와 수분 함량으로 포만감을 높여 과식을 예방하고 과일의 단맛은 식욕을 자연스럽게 억제하는 효과를 주기 때문이다. 특히 채소 섭취만 꾸준히 실천해도 체중 조절은 한결 쉬워질 것이다.

문제는 건강 관리가 절실히 필요한 대부분의 사람들이 채소와 과일 먹기에 여전히 어려움을 느낀다는 점이다. 우리가 신선한 채소를 충분히 섭취하지 못하는 데에는 크게 두 가지 이유가 있다.

첫째, 채소는 신선도 유지가 어렵고 쉽게 상한다. 특히, 채소는 대량으로 구매할 경우 며칠 지나지 않아 시들거나 상할 때가 많아 결국 버려지는 채소가 늘어난다. 그렇게 되면 '채소는 샀다 하면 버리는 게 더 많아!'라는 부정적인 인식을 갖게 되는 악순환이 반복된다.

둘째, 채소는 '맛이 없다'라는 편견이다. 대부분의 사람들은 달콤하고 자극적인 맛에 길들여져 채소의 담백하고 풋풋한 맛을 밍밍하다고 느끼는 경향이 있다. 이러한 부정적인 경험과 감정들이 누적되어 우리는 무의식적으로 채소 구매를 꺼리게 되고, 결국 식탁에서 채소가 사라지는 안타까운 상황이 발생하는 것이다.

하지만 위에서 언급한 두 가지 채소 섭취의 어려움은 조금만 노력하고 접근 방식을 달리하면 충분히 극복할 수 있다. 채소 신선도 유지 문제 해결을 위해서는 일주일에 한두 번 대량으로 장을 보는 대신 일주일에 세 번 정도 소량으로 나누어 장을 보는 습관을 들이는 것이 효과적이다. 최근에는 1인 가구를 위한 소량 포장 채소, 세척 및 손질이 완료된 샐러드 채소 믹스 등 다양한 형태의 채소 제품을 온라인과 오프라인 매장에서 손쉽게 구매할 수 있다.

오늘부터 채소와 친해지기, 똑똑한 섭취법

채소 섭취를 습관화하기 위한 첫걸음은 '채소 가까이하기'와 '채소 챙겨 먹기' 두 가지에만 집중하는 것이다. 다양한 채소 요리를 힘들게 만들 필요 없이 가장 간편하고 쉽게 채소를 섭취하는 방법을 선택하는 것이 채소 섭취 습관을 꾸준히 유지하는 비결이다. 샐러드 채소를 깨끗하게 씻어 드레싱만 뿌려 먹거나 쌈 채소와 쌈장을 준비하여 쌈밥 형태로 즐기는 것도 좋은 방법이다. 양배추를 살짝 데쳐서 쌈장만 곁들여도 훌륭한 건강 반찬이 될 수 있다.

토마토는 부족한 채소 섭취량을 손쉽게 채울 수 있는 일등공신과 같다. 단맛이 강하고 칼로리가 높은 과일과 달리 토마토는 칼로리가 매우 낮아 비교적 넉넉하게 섭취해도 괜찮다. 식사 시간에 채소를 충분히 섭취하지 못했다면 토마토 혹은 방울토마토를 후식으로 섭취하는 것도 부족한 채소 섭취량을 보충하는 좋은 대안이 될 수 있다.

한국영양학회는 성인 남성 기준으로 하루 채소 권장 섭취량을 '7접시 (1접시 당 30~70g)'로 제시한다. 하지만 처음부터 너무 많은 양의 채소를 억지로 먹으려고 하면 오히려 부담감과 거부감을 느낄 수 있다. 자신이 편안하게 즐길 수 있는 적당한 크기의 접시에 적당량의 채소를 담아 먹는 것부터 시작하여 점차 채소 섭취량을 늘려나가는 것이 현명하다. 끼니마다 채소 반찬 2접시를 챙겨 먹고 간식으로 샐러드를 1회 섭취하는 정도로도 하루 채소 권장 섭취량인 7접시를 충분히 채울 수 있다. 체중 감량 목표를 달성하고자 한다면 앞서 제시한 기준보다 채소와 과일 섭취량을 조금 더 늘려 하루 600~700g 혹은 그 이상 섭취하는 것을 적극 추천한다.

다이어트 식단으로 인해 줄어든 식사량 때문에 느껴지는 아쉬운 포만감, 그리고 이로 인한 심리적 허기와 진짜 배고픔까지 이 모든 허기를 달래줄 수 있는 최고의 구원투수는 단연 채소다. 채소 섭취의 궁극적인 목표는 채소 속 풍부한 식이섬유를 섭취하여 포만감을 얻는 데 있다는 사실을 잊지 말자.

더불어 녹즙, 채소 진액, 말린 과일, 설탕에 절인 통조림 과일, 과일 주스와 같이 채소를 액체 형태로 가공하거나 당 함량을 높인 형태로 섭취하는 것은 오히려 혈당 스파이크를 유발하고 다이어트에 역효과를 초래할 수 있으므로 가급적 피해야 한다. 채소는 가공하지 않은 상태로 껍질째 천천히 맛을 음미하며 먹는 것이 가장 좋다.

푸른 잎채소만으로는 부족하다 : 근육과 유산균의 상관관계

당뇨병 Type 2 Diabetes Mellitus, T2DM은 인슐린에 대한 몸의 반응이 감소하는 인슐린 저항성과 인슐린 분비 기능 저하, 이 두 가지 주요 특징을 나타내는 대사 질환이다. 아이러니하게도 인슐린 저항성으로 인해 가장 큰 타격을 받는 장기는 바로 근육이다. 근육은 혈액 속 포도당을 흡수하여 에너지원으로 사용하고 남은 포도당을 저장하는 혈당 조절의 핵심 기관이다. 따라서 당뇨병 환자에게 있어 인슐린 저항성을 개선하고 혈당 조절 능력을 회복하는 데 있어 근육의 역할은 매우 중요하다.

하지만 당뇨병으로 인해 인슐린 저항성이 심화되면 근육 세포의 에너지 흡수 경로가 차단되어 근육으로의 에너지 공급이 원활하게 이루어지지 않게 된다. 결국 포도당이 근육 세포 속으로 들어가지 못하고 혈액 속에 맴돌다 결국 소변으로 배출되어 버리는 것이다. 이러한 에너지 불균형 상태가 지속되면 근육 손실이 쉽게 발생할 수 있다. 당뇨병 환자들이 아무리 꾸준히 운동을 해도 근육이 쉽게 증가하지 않는 이유가 바로 이 때문이다.

최근 연구 결과들로 장내 미생물, 즉 마이크로바이옴 불균형이 당뇨병 발병 및 진행에 밀접하게 관여한다는 사실이 밝혀졌다. 특히, 균형 잡힌 마이크로바이옴 환경을 조성하는 데 핵심적인 역할을 하는 유산균 섭취는 혈당 조절 및 당뇨병 관리에 긍정적인 영향을 미친다. 유산균은 장내 환경을 건강하게 개선하고 장내 미생물 균형을 회복시키며 단쇄지방산Short-Chain Fatty Acids, SCFAs 생성을 촉진하는 효능을 지닌다. 단쇄지방산은 유산균이 식이섬유를 분해하는 과정에서 생성되는 대사산물로 장 건강뿐만 아니라 혈당 조절, 인슐린 저항성 개선, 체중 감량, 항염증 작용 등 우리 몸 전반의 대사 기능에 긍정적인 영향을 준다. 특히 단쇄지방산은 인슐린에 대한 몸의 감수성을 향상시켜 제2형 당뇨병 관리에 효과적인 도움을 줄 수 있다는 연구 결과들이 보고되고 있다.

흥미로운 사실은 바로 이 유산균이 근육 건강에도 중요한 역할을 한다는 점이다. 유산균은 인슐린 저항성으로 인해 굳게 닫혀있던 근육 세포의 에너지 흡수 문을 열어주는 역할을 한다. 유산균이 식이섬유를 먹고 만들어내는 단쇄지방산은 근육 세포의 에너지 흡수를 촉진하고 근육량을 늘리는 데 기여한다.

당뇨병 예방 및 혈당 관리를 위한 '3가지 필수 영양소' 섭취 전략

균형 잡힌 혈당 관리 및 당뇨병 예방을 위해서는 하루 3번, 다음 3가지 필수 영양소를 제대로 챙겨 먹는 식습관을 실천하는 것이 중요하다.

① 유산균 : 아침 공복에 섭취하는 것이 효과적이다.

유산균은 위산에 약하기 때문에 위산 분비가 적은 공복 상태에서 섭취해야 한다. 이는 유산균이 위산의 공격으로부터 살아남아 장까지 도달할 확률을 높이는 효과적인 방법이다. 따라서 아침에 기상 직후, 공복 상태에서 물 한 잔과 함께 유산균을 섭취하는 것을 추천한다. 만약 아침 공복 섭취가 어렵다면, 식사하기 30분 전에 섭취하는 것도 차선책이 될 수 있다. 다만, 항생제를 복용 중인 경우에는 항생제가 유산균의 효과를 감소시킬 수 있으므로 유산균 섭취와 항생제 복용 시간 사이에 최소 2~3시간 간격을 두는 것이 안전하다.

② 채소 : 매 식사 시 거꾸로 식사법으로 섭취한다.

앞서 강조했듯이 채소는 혈당 상승을 억제하는 효과뿐만 아니라, 유산균의 먹이가 되어 단쇄지방산 생성을 촉진하는 '일석이조'의 효능을 지닌다. 채소를 섭취할 때는 언제, 어떻게 먹느냐 또한 중요하다. 채소를 제대로 섭취하기 위해서는 위에서 설명한 거꾸로 식사법을 실천하는 것이 현명하다. 식사 시 채소 반찬, 고기 반찬, 밥을 순서대로 번갈아 섭취하는 거꾸로 식사법은 혈당 관리에 탁월한 효과를 선사한다.

③ 단백질 : 운동 후 '골든 타임'에 집중 섭취한다.

운동은 근육 성장 및 유지에 필수적이다. 특히 근력 운동은 근육량 증가를 통해 인슐린 저항성을 개선하고, 혈당 조절 능력을 향상시키는 효과를 기대할 수 있다. 근력 운동을 한 날에는 근육 성장이 극대화되는 골든 타임을 주목해야 한다. 운동 직후 30분에서 1시간 이내에 단백질을 집중적으로 섭취하는 것이 근육 성장 효과를 극대화하는 비결이다. 근육의 최적 성장을 위해서는 동물성 단백질과 식물성 단백질을 균형 있게 골고루 섭취하는 것이 중요하다.

생명의 비타민 C : 활성산소 잡고, 산화스트레스를 날려라

비타민 C는 현대인에게 정말 중요한 영양소다. 특히 스트레스가 많은 사람들에게 비타민 C는 꼭 챙겨야 할 존재다. 왜냐하면 스트레스는 우리 몸속에 활성산소를 마구 만들어내기 때문이다. 활성산소는 우리 몸을 '산화 스트레스' 상태로 만드는데, 이건 쇠붙이가 녹스는 것처럼 세포가 손상되는 걸 의미한다. 활성산소가 무서운 이유는 바로 우리 몸을 망가뜨리는 주범이기 때문이다. 심지어 암을 일으키는 근본적인 원인이기도 한다. 그런데 이 활성산소를 깨끗하게 청소해 주는 특급 해결사가 바로 비타민 C다.

　요즘처럼 감염병이 끊이지 않고 유행할 때, 비타민 C는 더욱 빛을 발한다. 사스, 조류 인플루엔자, 코로나19, 독감까지 온갖 감염병으로부터 우리 몸을 지켜주는 든든한 방패가 되어 주기 때문이다. 비타민 C는 면역력을 튼튼하게 만들고, 떨어진 면역력을 다시 끌어올리는 데 탁월한 효과를 발휘한다. 눈 건강에도 빼놓을 수 없다. 지친 눈의 회복을 돕고, 무서운 치매를 예방하는 데도 도움을 준다니, 이보다 더 고마운 영양소가 또 있을까? 스트레스, 활성산소, 피로한 눈, 치매, 감염병까지, 현대인의 건강을 위협하는 온갖 문제들을 해결하는 데 비타민 C는 정말 만능 해결사와 같다. 여기서 끝이 아니다. 비타민C로 피부 건강까지 챙길 수 있다. 비타민 C는 피부를 재생시키고, 콜라겐* 형성을 도와 피부 노화를 늦춘다. 또 기미, 주근깨의 원인인 멜라닌이 만들어지는 것을 막아 깨끗하고 건강한 피부를 가꾸는 데 도움을 준다.

　이렇게 좋은 비타민 C이지만 우리나라 사람들은 이를 충분히 섭취하지 못하고 있다. 질병관리청 국민건강통계 자료를 보면 우리나라 국

＊콜라겐 : 피부 탄력을 유지하는 단백질

민의 비타민 C 하루 섭취량은 권장량에 훨씬 못 미친다. 남자는 74.3%, 여자는 59.5% 수준이라고 하니, 많은 사람이 비타민 C 부족에 시달리고 있는 셈이다. 비타민 C를 제대로, 잘 챙겨먹어야 하는 이유다.

식재료별 비타민C 함량 (기준 mg/100g)

식재료	비타민c 함량
키위	71mg
오렌지	53mg
바나나	8.7mg
피망	163mg
브로콜리	79mg
케일	71mg
딸기	61mg
양배추	59mg
파슬리	139mg
붉은 고추	116mg
레몬	70mg
감	110mg

문제는 비타민 C를 먹어야 한다는 말에 아무렇게나, 적정하지 않은 양의 비타민 C를 섭취하는 경우가 점점 늘고 있다는 것이다. 비타민 C는 무조건 많이 먹는다고 좋은 것은 아니다. 비타민 C는 고함량으로 먹는 것보다 우리 몸속 농도를 꾸준히 유지하는 것이 훨씬 중요하다. 비타민 C는 수용성 비타민이라 몸에 쌓이지 않고 소변으로 배출되는 특징이 있다. 다시 말해, 아무리 비타민 C를 많이 먹어도 몸속에 계속 머무

르지 않고 금방 빠져나간다는 뜻이다.

그래서 비타민 C는 꾸준히, 그리고 규칙적으로 섭취하여 몸속 농도를 일정하게 유지하는 것이 핵심이다. 실제로 하루 권장량을 꼬박꼬박 챙겨 먹더라도 몸속 농도가 들쭉날쭉하면 비타민 C 효과가 떨어진다는 연구 결과도 있다. 또 비타민 C를 한꺼번에 너무 많이 먹으면 몸에 흡수되는 양이 줄어들 뿐만 아니라, 속이 불편하거나 설사를 할 수도 있다.

그렇다면 비타민 C는 어떻게 섭취하는 것이 가장 효과적일까? 정답은 바로 '서방정 비타민 C'다. 서방정徐放錠은 약 성분이 몸속에서 천천히 오랫동안 방출되도록 만든 약을 말한다. 비타민 C를 서방정 형태로 섭취하면, 고함량 비타민 C를 먹더라도 혈중 농도를 안정적으로 꾸준히 유지할 수 있다. 최근에는 '지속성(서방정) 기술'이 개발되어 비타민 C 효과를 더욱 높일 수 있게 되었다. 이 기술은 비타민 C가 몸속에서 천천히 오랫동안 방출되도록 설계되어 혈중 농도를 일정하게 유지하는 데 도움을 준다.

하지만 서방정 기술은 아무나 만들 수 있는 것이 아니다. 제조 과정이 까다롭기 때문에 믿을 수 있는 기술력과 임상 연구 실적을 가진 회사의 제품을 선택하는 것이 중요하다. 비타민 C 보충제를 고를 때는 다음 4가지 기준을 꼼꼼히 따져봐야 한다. 첫째, 믿을 수 있는 회사 제품인지, 둘째, 자연에서 유래한 비타민 C인지, 셋째, 서방정 기술이 제대로 적용되었는지, 마지막으로 함량은 충분한지 등을 확인해야 한다. 비타민 C,

무턱대고 아무거나 먹을 것이 아니라 똑똑하게 제대로 알고 섭취하는 지혜가 필요하다.

탄수화물 : 건강을 위한 필수불가결 요소

지나친 탄수화물 섭취는 건강에 해롭지만, 탄수화물을 극단적으로 제한하는 것 또한 건강에 좋지 않다. 우리 뇌는 포도당을 주 에너지원으로 사용한다. 탄수화물 섭취를 갑자기 줄이면 일시적으로 간에 저장된 글리코겐을 분해하여 혈당을 공급하므로 당장 눈에 띄는 건강 문제는 발생하지 않을 수 있다. 하지만 혈당 조절 능력이 저하된 당뇨병 환자의 경우 탄수화물 섭취를 극도로 제한하여 저혈당 상태가 지속되면 간과 근육에 저장된 글리코겐이 고갈되고 체내 중성지방이 분해되면서 지방산 산화가 증가하여 케톤체Ketone Body*가 과도하게 축적되는 케톤산혈증이 나타날 수 있다. 케톤산혈증은 체단백질 분해, 나트륨 손실, 탈수 증상을 악화시키고 뇌 혈류 장애, 뇌 에너지 공급 부족으로 인한 뇌 기능 저하를 유발할 수 있다. 또한, 급성적인 탄수화물 결핍은 국소적인 신경 장애, 간질 발작, 혼수상태와 같은 심각한 의식 변화를 초래할 수 있다. 만성적인 탄수화물 부족은 케톤산혈증 이외에도 기억력 감퇴, 인지 기능 저하와 같은 심각한 뇌 기능 손상을 유발할 수 있다.

---

*케톤체 : 지방산 대사 과정에서 생성되는 산성 물질

최근 연구 결과들은 극단적인 탄수화물 제한으로 인한 저혈당증이 뇌졸중, 간질 발작, 뇌염, 저혈당 뇌병증, 정신 질환, 치매와 유사한 신경 장애 증상을 유발하는 것은 물론 뇌세포 손상 및 뇌 기능 영구 저하를 점진적으로 진행시키는 심각한 건강 문제임을 경고하고 있다. 뇌 건강을 지키고 저혈당으로 인한 심각한 건강 이상을 예방하기 위해서는 최소 하루 50~100g 이상의 탄수화물을 반드시 섭취해야 한다.

한국영양학회는 건강한 식생활 유지를 위해 총 에너지 섭취량의 55~65% 정도를 탄수화물로 섭취할 것을 권장한다. 예를 들어 하루 2200kcal를 섭취하는 성인 남성의 경우 총 섭취 칼로리의 60%를 탄수화물로 섭취한다고 가정했을 때 약 1320kcal를 탄수화물로 섭취해야 한다. 이는 약 330g의 탄수화물 섭취량에 해당한다. 이처럼 탄수화물은 우리 몸에 없어서는 안 될 필수불가결한 영양소임을 잊지 말아야 한다.

좋은 탄수화물 섭취를 위한 7가지 생활 수칙

좋은 탄수화물을 제대로, 잘 섭취하려면 어떻게 해야 할까? 차근차근 잘 따라하면 건강은 물론이거니와 노화의 시계까지 거꾸로 되돌릴 수 있는 7가지 생활 수칙을 소개한다.

① 주식 바꾸기

자주 섭취하는 면 요리의 주재료를 정제된 밀가루 면 대신 통밀, 메밀,

현미 등 정제되지 않은 곡물로 만든 면으로 대체한다. 파스타 면 대신 통밀 파스타 면, 라면 대신 메밀면, 일반 빵 대신 통밀빵을 선택하는 등 작은 변화를 통해 정제 탄수화물 섭취량을 획기적으로 줄일 수 있다.

② **정제 탄수화물 빈자리 채우기**

정제 탄수화물 섭취를 줄여 칼로리 섭취량이 감소하는 것을 건강에 이로운 음식들로 채워 균형을 맞춘다. 채소, 견과류, 키위, 레몬, 고구마, 두부, 다시마, 미역, 시금치와 같이 영양소는 풍부하고, 칼로리는 낮은 건강 식품들을 식단에 적극적으로 활용하여 정제 탄수화물 섭취를 줄임으로써 발생할 수 있는 영양 불균형 문제를 예방한다.

③ **가공식품 멀리하기**

아이스크림, 케이크, 초콜릿, 과자, 사탕, 탄산음료, 가공 주스 등 당지수가 높은 가공식품 섭취를 최대한 줄이거나 피하는 습관을 들인다. 가공식품 대신 앞서 말한 바와 같이 신선한 과일, 채소, 견과류와 같은 자연 식품 섭취를 늘려 건강한 식습관을 만들어나간다.

④ **껍질째 과일 먹기**

과일은 적정량 섭취 시 건강에 유익하지만, 과도한 과당 섭취는 혈당 관리에 독이 될 수 있다. 과일을 섭취하되 혈당지수가 높은 과일 속만 먹는 것을 피하고, 혈당 상승을 억제하는 효과가 있는 껍질째 섭취하는 습관을 들인다. 사과, 배, 복숭아, 자두, 포도와 같이 껍질째 먹는 것이 가능한 과일은 깨끗하게 세척하여 먹도록 하자. 껍질과 함께 섭취하는 것이 과일의 영양소를 온전히 섭취하고, 혈당 관리에도 도움을 줄 수 있는 현명한 섭취 방법이다.

⑤ 단백질 섭취량 늘리기

단백질은 포만감을 높여 과식을 예방하고, 근육량을 늘려 기초대사량을 높이는 효과를 지닌다. 다이어트 시 줄어든 식사량으로 인해 느껴지는 허기를 달래고, 근육 손실을 방지하기 위해서는 육류, 생선, 달걀, 콩류, 유제품과 같은 고단백 식품 섭취량을 늘리는 것이 효과적이다.

⑥ 정제탄수화물 줄이기

정제 탄수화물 섭취를 갑자기 줄이기 시작하면 초반 3~4일 정도는 짜증, 불안, 초조함, 무기력감, 피로감, 두통과 같은 금단 증상이 나타날 수 있다. 이는 정제 탄수화물 중독에서 벗어나는 과정에서 나타나는 자연스러운 현상이므로 지나치게 걱정하거나 포기하지 말아야 한다. 일주일 정도 금단 현상을 잘 견뎌내면 이후부터는 몸이 점차 건강한 식습관에 적응하고, 정제 탄수화물에 대한 갈망 또한 서서히 줄어들 것이다. 스스로에게 '지금은 힘들지만, 일주일 후부터는 훨씬 편안해질 거야!'와 같이 긍정적인 자기 암시를 통해 금단 현상을 슬기롭게 극복해나가는 것이 중요하다.

⑦ 미각 소독 요법 병행

정제 탄수화물 미각 중독에서 벗어나기 위한 초기 미각 교정 기간 동안에는 새싹 채소를 활용한 다양한 요리를 식단에 적극적으로 활용하자. 더불어 하루 2리터 이상의 물을 충분히 섭취하는 미각 소독 요법을 병행한다면 미각을 본래의 건강한 상태로 되돌리고, 정제 탄수화물에 대한 갈망을 효과적으로 억제하는 데 도움을 줄 수 있다.

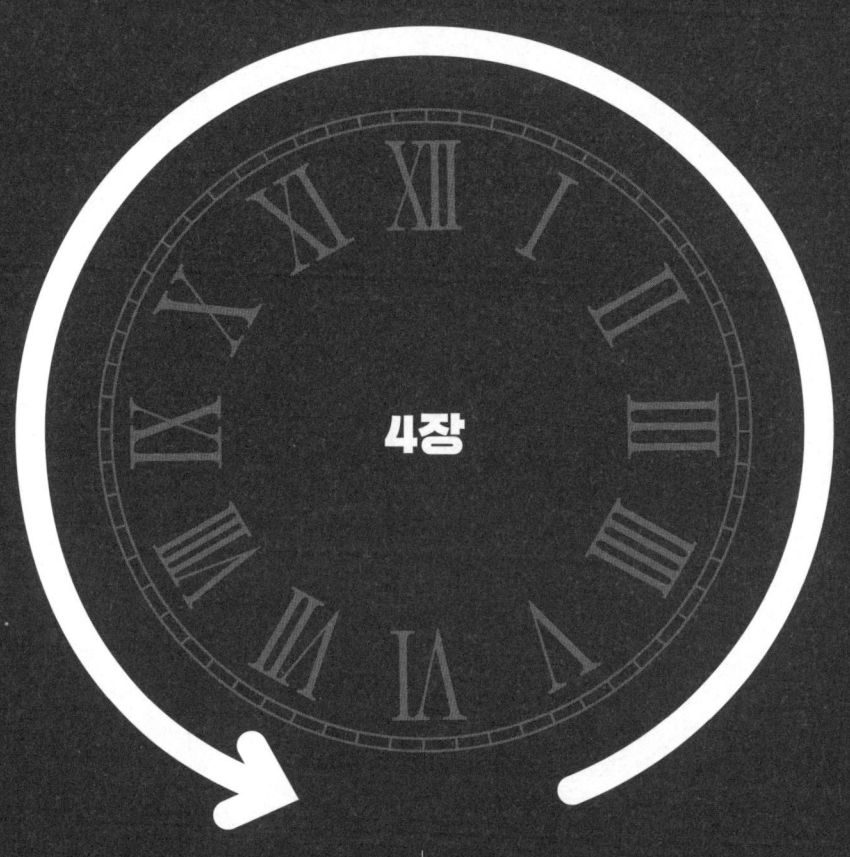

4장

건강한 내일을 위한 5가지 비법

01

노화의 속도를 늦추는 운동의 힘

건강을 소홀히 하는 생활 습관은 우리 몸에 비만, 고혈압, 당뇨병, 고지혈증, 심혈관 질환 등과 같은 다양한 질병을 불러온다. 이 모든 질병은 '생활습관병'이라는 이름으로 묶여, 우리의 노화를 더욱 빠르게 진행시킨다. 마치 브레이크 없는 자동차처럼, 노화 시계는 속절없이 빨라지는 것이다.

하지만 걱정하지 마시라. 지금부터라도 늦지 않았다. 우리가 잘못된 습관 때문에 빠르게 돌던 노화 시곗바늘을 다시 '느리게' 만들 수 있다. 앞서 이야기했던 건강한 식습관과 더불어, 이번 장에서는 젊음을 되찾는 올바른 생활 습관에 대해 자세히 알아보자.

겨울에 더 늙는다? 추울수록 움직여야 산다

규칙적인 운동은 누구나 다 아는 건강의 기본이지만, 실천하기는 쉽지 않다. 하지만 운동은 우리가 반드시 챙겨야 할 젊음의 필수 조건과 같다. 특히 겨울철 운동은 그 중요성이 더욱 커진다. 왜냐하면 겨울은 우리 몸의 노화가 빨라지는 시기이기 때문이다.

흥미롭게도 적당한 추위는 오히려 우리 몸에 긍정적인 영향을 미친다. 차가운 기온이 몸속 노폐물 배출을 돕고, 특정 단백질이 뭉치는 것을 막아 질병 예방에 도움을 줄 수 있다는 연구 결과도 있다. 하지만 지나친 추위와 그로 인한 활동량 부족은 오히려 노화를 부추길 수 있다. 더불어 겨울철 건조하고 차가운 날씨는 피부 노화를 촉진하는 것은 물론, 콜드 스트레스Cold Stress*를 유발해 여러모로 우리 몸을 지치게 한다. 게다가 겨울에는 움츠러들기 쉬운 마음 때문에 우울감을 느끼기 쉽고, 활동량까지 줄어들면 몸의 기능은 전반적으로 뚝 떨어지기 마련이다.

이럴 때일수록 운동의 중요성은 더욱 커진다. 운동은 몸과 마음의 활력을 되찾아주는 '최고의 처방'과 같다. 운동은 움츠러든 몸과 마음에 활력을 불어넣고, 우울감을 쫓아내는 데 특효약이다. 그러니 특별한 이유가 없다면 겨울에도 걷기나 달리기를 멈추지 말자.

---

*콜드 스트레스 : 차가운 온도가 우리 몸에 가하는 스트레스

겨울철 운동은 건강에 좋지만, 몇 가지 주의해야 할 점이 있다. 첫째, 옷차림에 신경 쓰자. 추운 날씨에는 따뜻하게 입는 것이 중요하지만, 너무 두꺼운 옷은 땀이 배출되지 않아 체온 조절을 방해할 수 있다. 따라서 보온성과 통기성을 모두 갖춘 옷을 얇게 여러 겹 겹쳐 입는 레이어링 스타일로 입는 것이 좋다. 또한, 목, 귀, 손, 발 등 추위에 노출되기 쉬운 부위는 스카프, 귀마개, 장갑, 양말 등으로 꼼꼼하게 감싸서 동상에 걸리지 않도록 주의해야 한다.

둘째, 준비 운동은 필수! 천천히 운동 강도를 높이자. 추운 날씨에는 근육이 뻣뻣하게 굳어 부상 위험이 높아진다. 운동 전에는 반드시 제자리 걷기, 무릎 올리기, 스트레칭과 같은 준비 운동으로 몸을 충분히 따뜻하게 만들고, 운동 강도를 서서히 높여야 한다. 처음부터 너무 강도 높은 운동을 하거나, 갑자기 추위에 오래 노출되면 심장에 부담을 줄 수 있으니 주의해야 한다.

셋째, 관절에 무리가 가지 않도록 조심하자. 겨울철에는 관절이 굳고 뻣뻣해지기 쉬우므로, 관절에 부담을 주는 운동은 피하는 것이 좋다. 만약 관절 통증이 느껴진다면 걷기, 수영, 실내 자전거, 요가 등 관절에 부담이 덜한 운동으로 바꾸는 것이 좋다. 운동 후에는 뭉친 근육을 풀어주는 스트레칭으로 마무리하고, 따뜻한 물로 샤워나 족욕을 하여 근육을 이완시켜주는 것도 좋은 방법이다.

넷째, 안전 장비를 착용하고, 안전한 환경에서 운동하자. 겨울철에는 눈이나 얼음으로 인해 길이 미끄러울 수 있으므로 미끄럼 방지 기능이 있는 운동화를 착용하고, 빙판길이나 경사진 길은 피하는 것이 좋다. 특히 등산이나 야외 운동을 할 때는 아이젠, 스패츠 등 안전 장비를 착용하고, 해가 짧아 금방 어두워지므로 낮에 운동하는 것을 권한다. 저녁 운동 시에는 밝은 옷을 입고, 빛을 반사하는 장비나 라이트를 챙겨 안전에 더욱 신경 써야 한다.

실내 운동, 사계절 건강 관리의 꿀팁

계절과 날씨에 제약을 받지 않고 운동을 하고 싶다면 실내로 눈을 돌려보자. 헬스장, 홈트레이닝, 수영 등 다양한 공간에서 즐길 수 있는 실내 운동은 외부 환경적 요인과 상관없이 건강을 챙길 수 있는 좋은 대안이다. 헬스장에서는 런닝머신, 스피닝, 필라테스, 요가 등 다양한 운동을 즐길 수 있고, 집에서도 유튜브 영상이나 운동 앱을 보면서 '홈트'를 할 수 있다. 수영은 관절에 부담을 주지 않으면서 전신을 사용하는 유산소 운동으로, 체력 향상과 체중 감량에 효과적이다.

하지만 운동은 꾸준히 하지 않으면 그동안의 노력이 수포로 돌아갈 수 있다. 운동을 꾸준히 이어가고 싶다면 몇 가지 팁을 기억하자. 첫째, 운동 코치나 친구, 운동 동료와 함께 운동 계획을 세우고 서로 격려하며 운동하면 '작심삼일'을 예방하고 운동을 지속하는 데 도움이 된다. 둘째, 헬스장, 수영장, 댄스 교실 등 다양한 운동 공간을 활용하여 지루

함을 덜고 재미를 붙여보자. 줌바, 에어로빅, 스쿼시처럼 신나는 음악에 맞춰 함께 운동하는 단체 운동은 더욱 즐겁게 운동할 수 있는 방법이다. 셋째, 운동은 습관이 중요하다. 처음부터 무리하게 운동하기보다는, 가벼운 운동부터 시작하여 서서히 강도와 시간을 늘려나가자.

운동 전후 스트레칭, 부상 예방과 운동 효과를 높이는 마법

　운동 전후 스트레칭에 대해서 많은 사람들이 중요하다고 생각하면서도 쉽게 지나치는 것 중 하나다. 하지만 스트레칭은 운동 효과를 높이고 부상을 예방하는 데 핵심 역할을 한다는 사실을 잊지 말아야 한다. 특히 40대 이후라면 스트레칭은 선택이 아닌 필수다. 나이가 들수록 몸은 굳어지고, 작은 충격에도 쉽게 다칠 수 있기 때문이다.

　스트레칭은 운동 전 몸을 부드럽게 풀어주는 준비 운동과 같아서, 갑작스러운 움직임으로 인해 근육이나 인대가 손상되는 것을 막아준다. 뿐만 아니라 스트레칭은 운동 능력 향상에도 도움을 준다. 스트레칭을 통해 관절의 움직임 범위가 넓어지면, 운동 동작을 더욱 효과적으로 수행할 수 있고 운동 효과도 높아진다. 또한, 스트레칭은 혈액 순환을 촉진하고 근육의 피로를 풀어주는 효과도 있다. 운동 후에 스트레칭을 해주면 근육에 쌓인 피로 물질이 빠르게 배출되어 근육통을 줄여주고, 회복 속도를 높여준다. 더불어 스트레칭은 유연성을 길러주어 몸의 균형을 맞추고, 허리, 어깨, 목 등의 통증을 완화하는 효과도 있다. 장시간 앉아 있는 직장인이라면 틈틈이 스트레칭을 해주는 것만으로도 목, 어깨, 허리 통증을 예방하는 데 큰 도움이 된다.

이처럼 우리 몸에 좋은 스트레칭은 과연 어떻게 해야만 하는 걸까? 우리 건강에 도움이 되는 스트레칭 방법을 다음과 같이 소개한다.

운동 전 스트레칭 : 동적 스트레칭

운동 전에 하는 스트레칭은 몸을 따뜻하게 워밍업하는 '동적 스트레칭'이 효과적이다. 동적 스트레칭은 움직임을 통해 근육을 풀어주는 스트레칭이다. 가볍게 걷기, 제자리 뛰기, 팔 돌리기, 어깨 돌리기, 무릎 돌리기, 몸통 비틀기처럼, 전신을 부드럽게 움직여 몸의 온도를 서서히 높여주는 스트레칭을 5~10분 정도 해주면 운동 효과를 높이고 부상 위험을 줄일 수 있다.

운동 후 스트레칭 : 정적 스트레칭

운동 후에는 '정적 스트레칭'으로 마무리하는 것이 좋다. 정적 스트레칭은 특정 자세를 유지하며 근육을 천천히 늘려주는 스트레칭이다. 다리 뻗고 앉아 허리 굽혀 햄스트링 늘리기, 벽에 손 짚고 종아리 늘리기, 누워서 다리 들어 올려 허벅지 뒤쪽 늘리기, 팔을 몸통에 교차하여 어깨 늘리기 등 각 동작을 10~30초 정도 유지하면서 호흡을 천천히 내쉬면 근육이 이완되면서 피로 해소와 근육통 완화에 도움이 된다.

간단하게 할 수 있는 스트레칭 루틴

1. 목·어깨 스트레칭

① 목을 앞뒤, 좌우로 천천히 기울여 10초 정도 유지

② 어깨를 둥글게 돌리거나 양 팔을 앞으로 뻗어 가슴 근육 이완

2. 허리·옆구리 스트레칭

① 다리를 살짝 벌린 상태에서 한쪽 팔을 머리 위로 올려 옆구리를 쭉 늘려주기

② 허리를 좌우로 살살 돌려 풀어주기

3. 하체(허벅지·종아리·발목) 스트레칭

① 한쪽 발을 뒤로 잡아 허벅지 앞쪽 늘리기(쿼드 스트레칭)

② 계단이나 벽을 이용해 종아리 근육 천천히 늘려주기

③ 발목 돌리기 : 시계 방향 10회, 반시계 방향 10회

평생 즐길 수 있는 운동 3가지 만들기

많은 사람들이 운동의 필요성은 느끼지만, 막상 실천은 쉽지 않다. 왜

그럴까? 가장 큰 이유는 운동 기피 심리 때문이다. 운동을 시작하려니 막막하고, 재미도 없을 것 같고, 괜히 힘들기만 할 것 같다는 생각에 운동을 시작조차 하지 못하는 것이다.

사람들이 운동을 꺼리는 또 다른 이유는 운동에서 즐거움을 느끼지 못하기 때문이다. 우리가 느끼는 쾌락의 총량은 어느 정도 정해져 있어서 특정 활동에서 큰 쾌락을 느끼면 다른 활동에서는 즐거움을 느끼기 어려울 수 있다. 예를 들어, 술이나 도박처럼 자극적이고 강렬한 쾌락을 쫓는 사람은 운동과 같은 건강한 활동에서는 재미를 느끼기 어려울 수 있다. 마치 롤러코스터에 익숙한 사람은 잔잔한 호수 위를 걷는 산책에서 만족감을 느끼기 어려운 것과 같다.

하지만 운동, 산책, 독서, 명상처럼 건강하고 평온한 즐거움은 우리 삶을 더욱 풍요롭고 행복하게 만들어준다. 건강한 습관에서 즐거움을 느끼는 사람은 불건강한 유혹에 쉽게 빠지지 않고, 건강한 삶을 유지할 수 있다. 반대로 불건강한 습관에서 쾌락을 느끼는 사람은 운동과 같은 건강한 활동에서 재미를 느끼기 어렵고, 건강하지 못한 삶을 살아가기 쉽다.

운동을 즐기기 위해서는 술, 담배, 폭식과 같은 불건강한 습관부터 줄여나가야 한다. 자극적인 쾌락 대신, 건강한 즐거움을 통해 삶의 만족도를 높여야 한다. 운동은 우리 몸에 활력을 불어넣고, 긍정적인 감정을 샘솟게 하는 마법과 같다. 운동을 통해 도파민, 세로토닌과 같은 행복

호르몬이 분비되면, 우울감, 무기력감과 같은 부정적인 감정은 자연스럽게 사라지고, 삶에 대한 의욕과 활력이 넘치게 된다. 운동이 '최고의 우울증 치료제'라고 불리는 이유도 바로 이 때문이다.

평소에 관심 있었거나, 한번쯤 해보고 싶었던 운동이 있다면 용기를 내어 시작해보자. 스포츠센터, 헬스클럽, 수영장, 요가원, 댄스 스튜디오 등 다양한 운동 시설에서 전문가의 도움을 받아 체계적으로 운동을 배울 수도 있다. 격투기, 수영, 사이클, 구기 종목 등 다양한 운동에 도전하여 자신에게 맞는 운동, 즐겁게 평생 할 수 있는 운동 3가지 정도를 만들어 꾸준히 실천하는 습관을 들인다면, 우리의 삶은 더욱 건강하고 활기찬 삶으로 바뀔 것이다.

02

의자병 : 당신을 꼼짝 못 하게 하는 현대 질병

혹시 '의자병sitting disease'이라는 말을 들어본 적 있는가? 조금은 생소할 수도 있지만, 의자병은 현대인이라면 누구나 경계해야 할 질병이다. 미국스포츠의학회ACSM의 연구 결과에 따르면 하루 8시간 이상 앉아서 생활하는 사람은 심장 혈관 질환 위험이 무려 200%나 높아진다고 한다. 세계보건기구WHO에서도 오래 앉아 있는 생활 습관이 건강에 심각한 위협이 된다고 경고했다.

의자병은 말 그대로 오랫동안 의자에 앉아 생활하면서 생기는 다양한 질병을 통칭하는 말이다. 비만, 고혈압, 고지혈증, 심혈관 질환은 물론이고, 거북목, 척추 질환, 손목터널 증후군, 하지정맥류, 치질까지 생각보다 훨씬 많은 질병들이 의자병과 관련되어 있다. 스마트폰, 컴퓨터, OTT 서비스 시청 등 앉아서 하는 활동이 늘어나는 현대 사회에서 의자병은 우리 건강을 위협하는 빨간불과 같다. 지금처럼 앉아 있는 시간이 늘어나는 시대에는 더욱 부지런히 몸을 움직여야 건강을 지킬 수 있다. 이를 입증이라도 하듯 미국 메이요 클리닉에서 발표한 연구 논문 제목 '오래 앉으면 죽는다 Sitting too much kills.'는 사람들에게 큰 충격을 안겨주었다.

의자병이 건강에 미치는 영향

앉아 있는 시간	발생 가능 질환	증가 위험도
하루 4시간 미만	정상적인 신진대사 유지	정상
하루 6시간	혈액순환 저하, 근육 감소	심혈관 질환 위험 증가
하루 8시간	당뇨병, 비만, 대사증후군	심장병 위험 2배, 조기사망 위험 증가
하루 10시간 이상	치매, 암(대장암, 유방암 등)	사망률 19% 증가, 뇌졸중 위험 4배 상승

출처 : 미국스포츠의학회(ACSM), 미국 국립과학원회보, 미국 암학회 연구

인류는 과거에 이렇게 오랫동안 앉아서 생활하는 삶을 상상조차 하지 못했다. 끊임없이 움직이며 먹을 것을 찾아야 했던 원시 시대부터 농사를 짓고 가축을 돌보던 농경 시대까지 인류는 늘 몸을 움직이며 활동적인 삶을 살아왔다. 하지만 20세기 후반부터 이야기가 달라졌다. 앉아서 일하는 사무직이 늘어나고, 앉아서 하는 디지털 여가 활동이 급증하면서 우리는 하루 대부분의 시간을 앉아서 보내게 되었다. 이러한 앉아

있는 생활 방식은 인류 역사상 유례없는 심각한 건강 문제로 이어진다. 마치 전염병처럼 의자병과 관련된 질병들이 현대 사회에 만연하고 있는 것이다.

의자병, 우리 몸을 어떻게 망가뜨릴까?

앉아 있는 자세는 우리 몸의 혈액 순환을 방해하고, 척추에 과도한 부담을 준다. 오랫동안 앉아 있으면 혈액 순환과 산소 공급이 원활하게 이루어지지 않아 혈관 질환 위험이 높아질 뿐만 아니라 근육도 약해지고, 몸의 대사 기능은 떨어진다. 미국스포츠의학회ACSM의 연구 결과처럼 하루 8시간 앉아서 생활하는 사람은 심장 혈관 질환 위험이 2배 이상 증가하는 것은 결코 과장된 이야기가 아니다.

최근에는 오래 앉아 있는 '세든테리sedentary 생활'이 건강에 미치는 악영향에 대한 연구가 쏟아지고 있다. 미국 국립과학원회보에 실린 연구에 따르면, 세든테리 생활 시간이 길수록 치매 위험이 높아지는 것으로 나타났다. 캐나다 캘거리 대학교 연구팀은 세든테리 생활을 하는 사람이 활동적인 사람보다 뇌졸중 발병 위험이 4배나 높다는 연구 결과를 발표하기도 했다. 이외에도 세든테리 생활은 당뇨병, 심장마비, 비만, 고혈압, 고지혈증, 근골격계 질환 등 수많은 질병의 발병 위험을 높이는 것으로 알려져 있다.

오래 앉아 있을 때, 우리 몸은 비상 상태

오래 앉아 있으면 우리 몸의 대사 활동은 멈춰버리거나 크게 둔화된다. 근육 움직임은 최소화 되고, 혈액 순환은 나빠지며, 호흡은 얕아지고, 호르몬 분비도 제대로 이루어지지 않는다. 몸은 에너지를 아끼기 위해 '절약 모드'로 전환되고, 에너지를 지방 형태로 축적하기 시작한다. 이렇게 쌓인 지방은 혈관과 심장에 그대로 쌓여 각종 질병의 원인이 된다. 앉아 있는 자세는 복부 건강에도 좋지 않다. 앉아 있을 때는 복부 근육이 이완되면서 뱃살이 늘어나기 쉽고, 구부정한 자세로 앉으면 복부에 가해지는 압력이 증가하여 혈액 순환, 소화 작용, 효소 분비, 호르몬 대사 등 몸의 전반적인 기능에 악영향을 미친다.

우리 몸은 원래 서서 움직이도록 설계되었다. 오랜 시간 앉거나 누워 있는 것은 근육과 뼈 건강에 치명적이다. 침대에 며칠만 누워 있어도 근육량이 눈에 띄게 줄어드는 것을 보면 쉽게 알 수 있다. 특히 잘못된 자세로 오랫동안 앉아 있는 것은 척추, 목, 어깨 건강을 망치는 지름길이다. 허리 디스크, 목 디스크, 거북목 증후군, 손목터널 증후군 등은 대표적인 의자병 관련 질환이며, 심각한 경우 사망률까지 높이는 원인이 되기도 한다.

오래 앉아 있을수록 암 발병 위험도 높아진다?

오래 앉아 있는 생활은 에너지 소비량을 줄여 비만 위험을 높이고, 비만은 다시 각종 암 발병 위험을 높이는 악순환으로 이어진다. 미국 암 학회 연구에서는 매일 6시간 이상 앉아 있는 사람이 3시간 미만으로 앉아 있는 사람보다 사망률이 19% 높다는 사실을 밝혀냈다. 연구진은 세든테리 생활이 호르몬 균형과 면역 기능에 나쁜 영향을 미쳐 사망률을 높이는 것으로 분석했다.

여기서 끝이 아니다. 최근 연구 결과에 따르면, 세든테리 생활은 대장암, 유방암, 난소암, 자궁내막암 등 특정 암의 발병 위험을 높이는 것으로 나타났다. 또한, 오래 앉아 있는 자세는 목, 허리, 등 근육과 뼈에 무리를 주어 긴장성 두통, 요통, 허리 디스크와 같은 근골격계 질환 발병 위험을 높인다. 오랜 시간 실내에만 머무르는 생활은 외로움, 우울증과 같은 정신 건강 문제로 이어질 수도 있다.

의자병, 어떻게 극복해야 할까?

의자병에서 벗어나 건강을 지키는 가장 좋은 방법은 당연히 꾸준한 운동으로 신체 활동량을 늘리는 것이다. 하지만 바쁜 현대인들에게는 운동 시간을 따로 내기가 쉽지 않다. 그렇다고 너무 걱정할 필요는 없다. 영국 스포츠 의학 학술지에 실린 연구 논문에 따르면, 매일 22분 정도의 약간 숨이 차고 땀이 나는 정도의 운동인 중강도 운동만으로도 세든테리 생활로 인한 사망 위험을 줄일 수 있다고 한다. 여기서 '22분'이라는 시간은 결코 긴 시간이 아니다. 헬스장에 가서 힘들게 운동할 필요도 없다. 빠르게 걷기, 조깅, 자전거 타기, 계단 오르기, 활기차게 춤추기 (줌바, 에어로빅, 댄스 스포츠 등)처럼, 일상생활 속에서 쉽게 실천할 수 있는 운동을 하루 22분 이상 꾸준히 하는 것으로도 충분하다.

연구팀은 22분의 운동 시간을 한 번에 몰아서 할 필요 없이 5분, 10분 단위로 쪼개서 운동해도 효과가 있다고 말한다. 점심시간에 10분 걷기, 업무 중간에 5분 스트레칭, 퇴근길에 7분 자전거 타기처럼 틈나는 대로 운동을 즐겨도 좋다는 것이다. 하루 22분 운동, 결코 불가능한 목표는 아니다.

하루 22분 운동과 사망 위험 감소

운동 시간(일평균)/효과	심장병 위험 감소	사망률 감소
10분	소폭 감소	5% 감소
22분	대사 기능 향상, 혈압 개선	15% 감소
30분 이상	체중 조절, 면역력 증가	30% 감소

출처 : 영국 스포츠의학 학술지(British Journal of Sports Medicine)

22분 운동보다 더 중요한 것 : 자세를 바꾸는 습관

하루 22분 운동도 중요하지만, 그보다 더 중요한 것은 한 자세로 오래 있지 않도록 노력하는 것이다. 우리 몸은 혈액과 체액이 원활하게 순환해야 건강하게 유지될 수 있다. 오래 앉아 있거나 서 있는 자세는 혈액 순환을 방해하고, 몸의 균형을 깨뜨린다. 따라서 의식적으로라도 자세를 자주 바꿔주고, 몸을 움직여 주는 습관을 들여야 한다.

업무나 학습 중에는 매시간 잊지 말고 알람을 맞춰 5분이라도 스트레칭을 하거나, 가볍게 걸어 다니자. 이동할 때는 엘리베이터 대신 계단을 이용하고, 집안에서도 리모컨을 치우고 자주 움직이도록 노력하자. 서서 일할 수 있는 환경을 만들거나, 짐볼 의자, 높낮이 조절 책상과 같은 기능성 가구를 활용하는 것도 좋은 방법이다. TV를 볼 때도 소파에만 기대앉아 있지 말고, 중간중간 일어나 몸을 움직이거나, 서서 TV를 보는 습관을 들여 보자. 걸을 때는 스마트폰은 잠시 넣어두고, 바른 자세로 걷는 데 집중하는 것도 중요하다. 스마트폰을 보면서 걷는 것은 자세를 망가뜨리고, 목과 어깨에 부담을 줄 뿐만 아니라 안전 사고 위험도 높인다.

나이 들수록 튼튼하게! 종아리 근육 & 허벅지 근육

나이가 들수록 근육은 점점 줄어든다. 그중에서도 특히 하체 근육은 더욱 빠르게 약해진다. 종아리 근육과 허벅지 근육은 우리 몸의 중심을 잡고, 걷고 뛰는 데 중요한 역할을 하는 근육이다. 이 근육들이 약해지면 낙상, 골절과 같은 심각한 부상으로 이어질 수 있다. 나이가 들어 오래 서 있지 못하는 것도 하체 근육 약화와 깊은 관련이 있다. 따라서 건강한 노년을 위해서는 종아리 근육과 허벅지 근육을 튼튼하게 유지하는 것이 무엇보다 중요하다.

종아리 근육 기능 저하의 주요 원인 중 하나가 바로 오래 앉아 있는 생활 습관이다. 장시간 앉아 있으면 종아리 근육의 혈액 순환이 정체되고, 부종과 염증이 심해진다. 이는 다시 종아리 근육을 약화시키는 악순환으로 이어진다. 의자병을 예방하고 하체 근육을 튼튼하게 만들려면 매일 8천보 이상 걷고, 일주일에 3번 이상 하체 근력 운동을 꾸준히 하는 것이 중요하다. 스쿼트, 런지, 종아리 스트레칭과 같은 하체 근력 운동을 꾸준히 하면 하체 근육을 강화하고, 혈액 순환을 개선하여 의자병 예방에 큰 도움을 받을 수 있다.

03

손묶임병에서 벗어나 건강을 되찾는 법

스마트폰은 우리 삶을 편리하게 만들어주었지만, 건강 측면에서는 재앙이라고 부를 만큼 심각한 문제를 야기할 수 있다. 특히 정신 건강에 미치는 악영향은 간과할 수 없다. 스마트폰을 통해 접하는 세상은 끊임없이 자신과 타인을 비교하게 만들고, 상대적 박탈감을 느끼게 하여 자존감을 떨어뜨리는 주범이 된다. 이러한 문제는 특히 자라나는 젊은 세대에게 더욱 심각한 영향을 미칠 수 있다. 세계적인 심리학자 조너선 하이트Jonathan Haidt는 그의 저서 『불안 세대』에서 소셜 미디어와 알고리즘이 젊은 세대의 정신 건강을 무너뜨리고 사회생활에 어려움을 초래하는 주요 원인이라고 경고하며, 과도한 스마트폰 사용이 '불안 세대'를 만드는 핵심 원인임을 강조한다.

디지털 기기, 깨어 있는 시간의 3분의 1을 앗아가다

　방송통신위원회 조사에 따르면, 한국인은 하루 평균 5시간을 스마트폰이나 PC를 이용하는 데 사용한다. 이는 수면 시간을 제외하고 깨어 있는 시간의 3분의 1을 디지털 기기에 쏟고 있다는 의미다.

　문제는 스마트폰의 과도한 사용이 정신 건강뿐 아니라 신체 건강에도 심각한 위협이 된다는 점이다. 가장 먼저 눈 건강을 해친다. 디지털 기기 화면을 집중해서 볼 때는 눈 깜빡임 횟수가 줄어들기 때문이다. 정상적인 눈 깜빡임 횟수는 1분에 평균 26회지만, 디지털 기기를 사용할 때는 평균 11.6회로 60% 가까이 감소한다. 눈 깜빡임 횟수가 줄어 눈물 분비량이 감소하면 안구 건조증, 눈의 열감 및 충혈, 시력 저하, 심지어 두통까지 유발할 수 있다.

　수면 장애와 불면증 또한 스마트폰 과사용의 흔한 그림자이다. 특히 저녁 시간 스마트폰을 많이 사용하는 습관은 교감 신경을 활성화시켜 수면을 방해한다. 우리 몸은 부교감 신경이 활성화되어야 비로소 잠들 수 있다. 수면을 유도하는 호르몬인 멜라토닌은 낮에 햇빛을 받아 뇌에서 생성되기 시작하여, 밤이 되면 분비가 활발해진다. 하지만 야외 활동 부족으로 햇빛을 충분히 받지 못하면 멜라토닌 분비가 제대로 이루어지지 않아 수면 문제가 발생하기 쉽다. 과도한 스마트폰 사용은 자연스럽게 신체 활동량 감소와 야외 활동 부족으로 이어져 멜라토닌 부족을 초래하는 주요 원인이 된다.

뿐만 아니라 저녁 시간 스마트폰 사용은 멜라토닌 분비를 직접적으로 방해하기도 한다. 잠들기 전 스마트폰을 오래 사용하는 습관, 머리맡에 스마트폰을 두고 자는 행위, TV를 켜놓고 잠드는 것은 모두 멜라토닌 분비를 방해하는 대표적인 예다. 멜라토닌이 원활하게 분비되기 위해서는 빛이 완전히 차단된 환경이 필수적이다. 침실에는 작은 불빛조차 없어야 한다. 그러나 전자기기에서 나오는 미세한 불빛, 특히 스마트폰, 모니터, TV 등에서 방출되는 블루라이트는 멜라토닌 분비를 억제하고 수면을 방해한다. 게다가 블루라이트는 눈 건강에도 치명적이다. 활성산소를 과도하게 발생시켜 눈 세포 손상과 노화를 촉진하기 때문이다. 심지어 DNA 변형을 유발하여 암의 원인이 될 수도 있다는 연구 결과도 있다.

손묶임병 : 현대인의 건강을 위협하는 새로운 질병

스마트폰의 과도한 사용은 세든테리를 심화시키는 주요 원인이기도 하다. 문제는 스마트폰 사용으로 인한 세든테리가 다른 세든테리보다 건강에 더 해로울 수 있다는 점이다. 스마트폰을 장시간 사용하면 자연스럽게 구부정한 자세를 취하게 된다. 이러한 자세가 지속되면 척추, 등, 목뼈, 주변 근육에 변형이 생겨 '거북목 증후군'을 유발할 수 있다.

거북목 증후군은 목이 거북이처럼 앞으로 굽어지는 자세를 말한다. 이는 어깨 통증, 두통, 심한 경우 목 디스크까지 초래할 수 있다. 디지털 기기 사용이 늘면서 거북목 증후군 환자는 급증하고 있으며, 현대인의 대표적인 질병으로 자리 잡았다. 거북목 증후군 여부는 만성 피로, 무기력증, 다양한 근골격계 질환의 주요 원인이 된다. 코로나19 팬데믹 이후 실내 활동이 증가하면서 스마트폰 이용 시간은 더욱 늘어났고, 이로 인해 우리 몸의 건강 적신호가 더욱 빨갛게 켜진 것이다.

스마트폰을 사용할 때 주로 사용하는 신체 부위는 손과 손가락이다. 물론 스마트폰 사용만으로 손목터널증후군이 생길 가능성은 낮다. 하지만 장시간 스마트폰에 손이 묶여 있게 되면서, '손묶임병'이라는 새로운 문제가 발생할 수 있다. '손묶임병'은 스마트폰, 리모컨, 컴퓨터 등 디지털 기기 사용으로 인해 손이 특정 기기에 묶인 듯 자유롭게 움직이지 못하는 상태를 의미하며, 필자가 고안한 새로운 병명이다.

손묶임병은 팔, 어깨를 포함한 상체 근육에 다양한 문제를 일으킨다. 스마트폰을 사용하지 않는다면 팔과 어깨 근육을 훨씬 자유롭게, 넓은 범위로 움직일 수 있을 것이다. 하지만 손이 스마트폰에 묶이면서 어깨 역시 움직임이 제한되고, '스마트폰 어깨 증후군'으로 이어질 수 있다. 스마트폰 어깨 증후군은 장시간 잘못된 자세로 스마트폰을 사용하면서 견갑골 위치가 변하고, 어깨 높이가 달라지며, 견갑골 주변 근육이 뭉쳐 목과 어깨 통증을 유발하는 질환이다.

뿐만 아니라, 지나친 스마트폰 사용은 '스마트폰 엘보 증후군'을 유발하기도 쉽다. 스마트폰 엘보 증후군은 장시간 스마트폰 사용으로 팔 안쪽 척골 신경이 눌리면서 발생하는 통증을 의미한다. 척골 신경은 팔꿈치부터 손가락까지 이어지는 중요한 신경으로, 손가락의 섬세한 움직임을 담당한다.

운동을 하지 않더라도 스마트폰을 사용하지 않는다면 팔과 어깨 근육은 더 자유롭게 활동할 수 있다. 스마트폰 사용은 신체의 자연스러운 움직임을 근본적으로 제한하는 악영향을 미치는 것이다.

손에 자유를 되찾아주자

스마트폰 사용이 불가피하다면, 스마트폰을 사용하지 않는 시간만이라도 팔과 어깨 근육을 자유롭게 움직이고, 스트레칭과 운동을 통해 굳어진 몸을 풀어주어야 한다. 의자병, 거북목 증후군, 손묶임병과 같은 현대 문명병을 예방하고 건강을 지키는 가장 효과적인 방법은 운동과 신체 활동을 늘리는 것이다.

업무나 학습 중 스마트폰을 장시간 사용해야 한다면, 한 시간에 한 번씩 진동 알람을 설정해두고, 알람이 울리면 5분이라도 일어나 스트레칭, 걷기 등의 가벼운 운동을 하는 습관을 들이자. 이동 시에는 엘리베이터 대신 계단을 이용하고, 집에서 TV를 볼 때도 자주 일어나 몸을 움직여 앉아 있는 시간을 최소화해야 한다. 특히 걸을 때 스마트폰 사용은 반드시 멈추어야 한다. 스마트폰을 보면서 걷는 것은 잘못된 자세를 유발하여 근육과 관절 손상을 더욱 악화시킬 수 있다.

오랜 시간 앉아 있어야 한다면 바른 자세를 유지하는 데 신경 써야 한다. 구부정한 자세는 척추에 과도한 부담을 주어 각종 척추 질환을 유발할 수 있다. 엉덩이를 의자 깊숙이 넣고 허리를 등받이에 기대어 척추를 곧게 펴는 자세를 유지하도록 노력하자. 필요하다면 허리 쿠션이나 발받침대를 사용하는 것도 좋은 방법이다. 스마트폰이나 컴퓨터 모니터를 사용할 때는 자신도 모르게 자세가 구부정해지기 쉬우므로, 의식적으로 바른 자세를 유지하려는 노력과 생활 습관이 중요하다. 한 자세를 오래 유지하지 않고, 스마트폰 사용 시간을 줄이고, 손과 팔, 어깨에 더 많은 자유를 주는 것, 이것이 건강을 지키는 현명한 방법이다. 걷는 동안만이라도 스마트폰에서 눈을 떼고, 바르게 걷는 데 집중해보자.

04

수면의 질을 높이는 생활 습관

요즘처럼 바쁜 세상에서 잠자는 시간을 충분히 확보하기는 점점 더 어려워지고 있다. 바쁜 일상, 과도한 업무 스트레스, 잠들기 전 스마트폰 사용 등 잠을 방해하는 요소들이 우리 주변에 너무나 많다. 하지만 건강하게 살고 노화를 늦추려면 잠을 푹 자기 위해 노력해야 한다.

우리 몸속 호르몬은 24시간 생체 시계에 맞춰서 아주 정교하게 균형을 이루며 작동한다. 특히 밤 10시부터 새벽 2시 사이는 '호르몬 황금 시간'이라고 불릴 정도로, 잠자는 동안 호르몬 분비가 가장 활발하게 이루어지는 시간대이다. 이 시간에 깊이 잠들면 성장호르몬 분비가 촉진되어 세포 재생과 회복이 활발해지고, 멜라토닌 분비로 항산화 작용이 강화되며, 근육 단백질 합성 및 조직 재생이 촉진된다. 따라서 이 황금 시간대를 이용해서 잠을 푹 자는 것은 건강 유지와 노화 방지에 아주 효과적이다.

만약 어쩔 수 없이 밤에 잠이 부족했다면, 부족한 잠을 보충하기 위해 낮잠을 활용하는 것도 좋은 방법이다. 오후 2시에서 4시 사이에 20분 이내로 짧게 자는 낮잠을 '파워 낮잠'이라고 하는데, 이는 피로 회복과 정신을 맑게 하는 효과를 동시에 얻을 수 있다. 낮잠을 잔 후에 햇볕을 쬐어서 생체 시계를 다시 맞추는 것도 도움이 된다.

잠을 잘 자도록 관리하는 것은 단순히 피로를 푸는 것을 넘어서 건강 증진, 노화 방지, 수명 연장처럼 삶의 질을 높이는 데 긍정적인 영향을 미친다. 바쁜 현대 사회에서 완벽한 수면 패턴을 유지하기는 어렵겠지만, 제시된 수면 가이드 라인을 최대한 실천하려고 노력하면 건강하고 행복한 노년을 맞이할 수 있을 것이다.

질 좋은 수면을 위한 조건

잠은 그냥 생존에 필요한 조건이 아니라, 사람답게 살기 위한 기본적인 권리이자 축복이다. 그렇다면 이 축복을 제대로 누리기 위해서는 어떻게 해야 할까? 질 좋은 수면을 위한 조건은 다음과 같다.

첫째, 서캐디안 리듬을 만들어라. 서캐디안 리듬은 24시간 주기의 생체 리듬을 의미하며, 수면-각성, 호르몬 분비, 체온 변화 등 다양한 생리 활동에 영향을 미친다. 건강한 서캐디안 리듬 유지는 규칙적인 수면 패턴의 핵심이다.

> ① **일정한 취침 및 기상 시간 유지**
>
> 매일 규칙적인 시간에 잠자리에 들고 일어나는 것은 서캐디안 리듬을 안정화하는 가장 기본적인 방법이다. 주말에도 가능한 한 평소와 비슷한 수면 패턴을 유지하는 것이 좋다.
>
> ② **저녁 8시 이후 블루라이트 차단**
>
> 저녁 시간 이후에는 스마트폰, TV, 컴퓨터 등 블루라이트 방출 기기 사용을 줄여 멜라토닌 분비를 방해하지 않도록 주의해야 한다.
>
> ③ **취침 2시간 전 스마트기기 사용 중단**
>
> 잠자리에 들기 최소 2시간 전에는 스마트 기기 사용을 완전히 중단하고, 독서, 명상, 가벼운 스트레칭 등 수면을 위한 준비 시간을 갖는 것이 좋다.

둘째, 수면 환경을 개선하라. 쾌적하고 편안한 수면 환경은 수면의 질을 높이는 데 중요한 요소다.

① 침실 온도 18-22도 유지

너무 덥거나 추운 환경은 수면을 방해할 수 있다. 쾌적한 수면을 위해 침실 온도를 적절하게 유지하는 것이 중요하다.

② 완전한 암막 환경 조성

빛은 멜라토닌 분비를 억제하므로, 침실을 최대한 어둡게 만들어 멜라토닌 분비를 촉진하는 것이 좋다. 암막 커튼, 수면 안대 등을 활용하는 것도 좋은 방법이다.

③ 적절한 습도(40~60%) 유지

너무 건조하거나 습한 환경은 호흡기 건강을 해치고 수면을 방해할 수 있다. 가습기나 제습기를 사용하여 침실 습도를 적절하게 유지하는 것이 쾌적한 수면 환경 조성에 도움이 된다.

셋째, 저녁 루틴을 최적화해야 한다. 잠들기 전 규칙적인 저녁 루틴은 수면의 질을 향상시키는 데 효과적이다.

① 마그네슘이 풍부한 식품 섭취

마그네슘은 신경 안정 및 근육 이완 작용을 통해 수면을 돕는 미네랄이다. 견과류, 녹색 채소, 통곡물 등 마그네슘이 풍부한 식품을 저녁 식단에 포함시키는 것이 좋다.

② 가벼운 스트레칭이나 요가

잠들기 전 가벼운 스트레칭이나 요가는 몸과 마음의 긴장을 완화하고, 혈액 순환을 개선하여 수면을 돕는다. 격렬한 운동은 오히려 수면을 방해할 수 있으므로 피해야 한다.

③ 따뜻한 반신욕(취침 1시간 30분 전)

따뜻한 물에 몸을 담그는 반신욕은 근육을 이완시키고, 체온을 약간 높였다가 잠들기 전 체온을 떨어뜨려 수면을 유도하는 효과가 있다. 취침 1시간 30분 전에 따뜻한 물로 반신욕을 하는 것이 숙면에 도움이 될 수 있다.

05

충분히 마셔야
늙지 않는다

우리는 음식 없이 3주도 버틸 수 있지만, 물 없이는 단 3일도 생명을 유지하기 어렵다. 물은 그만큼 우리 몸에 필수적인 존재이다. 물은 단순히 목마름을 해소하는 음료가 아니다. 우리 몸속 대사 활동의 중심에는 항상 물이 있다. 에너지를 만들고, 몸속 노폐물을 배출하며, 소화를 돕고, 심지어 비만을 예방하는 데까지 물은 깊숙이 관여한다. 엔진 오일처럼 우리 몸이라는 기계가 제대로 작동하도록 윤활유 역할을 하는 것이다.

여기서 우리가 간과하기 쉬운 것이 '만성 탈수'다. 몸에 필요한 물이 부족한 상태가 지속되면, 우리 몸은 서서히 망가진다. 만성 탈수는 노화를 부추기고 세포를 건조하게 만드는 주범이다. 세포는 물을 통해 노폐물을 배출하고 영양분을 흡수하는데, 물이 부족하면 이 기능이 제대로 작동하지 않는다. 낡은 찌꺼기는 쌓이고, 필요한 영양분은 부족해지니, 세포가 병들고 노화되는 것은 당연한 수순이다.

나에게 맞는 물 마시기, '중용'이 중요하다

그렇다면 물은 얼마나 마셔야 할까? 단순히 목마르지 않을 정도로만 마시면 될까? 아니다. 물은 '죽지 않을 만큼' 마시는 것이 아니라, '몸에 필요한 만큼 충분히' 마셔야 한다. 하지만 뭐든지 '과유불급'이라고, 너무 많이 마시는 것도 좋지 않다. 물 마시기만큼 중용이 중요한 건강 습관도 없을 것이다. 내 몸의 소리에 귀 기울이고, 건강 상태를 꼼꼼히 살피면서 자신에게 맞는 물 섭취 기준과 습관을 만들어가는 것이 중요하다.

흔히 하루 2리터의 물을 마셔야 한다는 이야기를 듣는다. 하지만 이 기준은 모든 사람에게 적용될 수 있는 정답은 아니다. 70년 전 미국 연구에서 비롯된 이 기준은 사실 우리 몸이 하루에 필요로 하는 수분량을 잘못 해석한 결과다. 물론 우리 몸에 필요한 수분량은 2.5리터 정도지만, 우리는 음식을 통해서도 상당량의 수분을 섭취한다. 밥, 국, 채소, 과일 등 우리가 먹는 모든 음식에는 수분이 포함되어 있다.

더욱이 사람마다 체중, 나이, 활동량, 건강 상태가 모두 다르다. 당연히 하루에 필요한 물의 양도 제각각일 수밖에 없다. 특히 간경화, 신부전증, 심부전증과 같은 특정 질환을 앓고 있다면, 오히려 과도한 수분 섭취가 몸에 부담을 줄 수 있다. 뿐만 아니라 폐부종이나 전신 부종과 같은 문제가 생길 수 있으므로, 물 섭취를 제한해야 할 수도 있다. 만약 질병을 앓고 있다면, 반드시 의사와 상담하여 자신에게 맞는 물 섭취 기준을 정해야 한다.

최근 연구 결과들을 종합해 보면, 하루 2리터는 다소 과도한 기준이며, 하루 1.5~1.8리터 정도의 물을 마시는 것이 적당하다는 결론이 일반적이다. 영국 애버딘대학교 연구에 따르면, 20대 남성의 경우 하루 평균 체내 수분 순환율은 4.2리터, 실제 필요한 물 섭취량은 약 3.6리터로 나타났다. 하지만 음식으로 섭취하는 수분을 고려하면, 추가적으로 마셔야 하는 물의 양은 1.5~1.8리터 정도가 적절하다는 것이다. 20대 여성의 경우에는 이보다 조금 적은 1.3~1.4리터 정도가 적당하다고 한다.

하지만 이 수치는 어디까지나 '평균'이라는 점을 명심해야 한다. 나이가 많을수록, 활동량이 적을수록, 물 섭취량은 줄여야 한다. 반대로 임신, 수유 중이거나, 더운 환경에 노출되어 있거나, 운동을 즐기는 사람이라면 평균보다 더 많은 물을 마셔야 한다. 한국영양학회는 성인 남성의 경우 하루 900mL 이상, 여성의 경우 600~800mL 이상의 물 섭취를 권장한다. 이는 서구에 비해 낮은 수치인데, 한국인은 과일과 채소 섭취량이 많아 음식으로 섭취하는 수분량이 상대적으로 높기 때문이다.

만성 탈수를 부르는 '탈수 음료'의 함정

한국인의 물 섭취량이 부족한 것은 아닐 수 있다. 하지만 간과해서는 안 될 심각한 문제가 있다. 바로 만성 탈수를 유발하는 음료를 지나치게 많이 마시는 습관이다. 특히, 커피 소비량이 급증하면서 만성 탈수 위험은 더욱 커지고 있다.

물 이외의 음료를 거의 마시지 않는다면, 앞서 제시한 물 섭취량 기준이 어느 정도 유효할 수 있다. 하지만 하루에 커피, 탄산음료, 주스, 차, 술 등을 습관처럼 마신다면 이야기가 달라진다. 이러한 음료들은 오히려 몸속 수분을 빼앗아 탈수 증상을 유발하기 때문이다. 특히 커피는 탈수 작용이 가장 강한 음료 중 하나이다.

실제로 우리 몸이 필요로 하는 만큼 충분한 물을 마시는 사람은 생각보다 많지 않다. 세계보건기구 WHO에 따르면, 현대인의 75%가 만성 탈수를 겪고 있다고 한다. 만성 탈수는 갈증을 잘 느끼지 못하기 때문에, 많은 사람들이 자신이 만성 탈수인지조차 모른 채 살아간다. 만성 탈수는 체내 수분이 3% 이상 부족한 상태로 3개월 이상 지속되는 것을 의미한다. 우리나라 국민건강영양조사(2013-2017) 결과에 따르면, 한국인의 하루 평균 수분 섭취량은 음식 포함하여 2,167.3mL였지만, 무려 62%가 이 기준에 미치지 못하는 것으로 나타났다.

2020년 조사 결과, 한국인의 연간 커피 소비량은 성인 1인당 367잔으로, 프랑스에 이어 세계 2위 수준이다. 전 세계 평균 소비량 161잔의 두 배가 넘는 수치이다. 이처럼 높은 커피 소비량은 만성 탈수 증가와 무관하지 않다.

커피와 같이 카페인이 함유된 음료 외에도 만성 탈수를 유발하는 음료들이 있다. 바로 앞서 언급한 바 있는 탄산음료와 과일주스, 술이 그것이다. 먼저 탄산음료는 설탕과 탄산가스를 다량 함유하고 있어 적은 양으로도 쉽게 배부른 느낌을 줘 평소보다 물을 적게 마시게 한다는 단점을 지니고 있다. 뿐만 아니라 콜라와 같은 카페인이 들어있는 제품의 경우 이뇨작용을 촉진해 탈수를 유발한다. 과일주스는 생각보다 더 많은 양의 당을 포함하고 있어 체내 삼투압을 높여 탈수를 유발, 우리 몸에 더 많은 양의 수분이 필요해지도록 만든다. 술은 그 정도가 더 심하다. 술을 마시게 되면 오히려 체내에 흡수된 알코올을 분해하기 위해 더 많은 수분을 사용하게 되어 탈수 증상이 더 쉽게 찾아온다.

만약 평소 물 대신 탈수 유발 음료를 즐겨 마신다면, 권장되는 물 섭취량보다 훨씬 많은 물을 마셔야 만성 탈수를 예방할 수 있다. 커피는 마신 양의 2배, 차는 1.5배의 수분을 몸 밖으로 배출시킨다. 커피 한 잔을 마셨다면, 물 두 잔을 더 마셔야 수분 균형을 맞출 수 있다는 의미다. 따라서 커피를 즐겨 마시는 사람이라면, 일반적인 물 섭취 권장량보다 많은 하루 1.5~2리터 정도의 물을 마시는 것이 좋다.

만성 탈수는 단순한 갈증 문제를 넘어, 심각한 건강 문제로 이어질 수 있다. 만성 탈수로 인해 세포가 건조해지면, 세포 손상을 유발하는 산화

적 스트레스가 증가하고, 만성 염증이 심화될 수 있다. 이는 각종 질병의 원인이 되며, 노화를 가속화시키는 주요 요인이 된다.

하루 물 섭취 권장량과 탈수 증상

연령대	하루 물 섭취 권장량	탈수 증상
20대 남성	1.8~2.2L	갈증, 피로, 두통
30대 여성	1.5~1.8L	피부 건조, 변비
50대 이상	1.3~1.7L	근육 경련, 혈압 상승

출처 : 세계보건기구(WHO), 한국영양학회

이온 음료, 물의 대체재가 될 수 있을까?

간혹 물 대신 이온 음료를 마시는 것이 더 좋은 선택인지 묻는 사람들이 있다. 이온 음료는 나트륨, 칼륨과 같은 전해질을 함유하고 있어, 땀을 많이 흘렸을 때 전해질 보충에 도움을 줄 수 있다. 전해질은 체내 수분 균형 유지에 중요한 역할을 하므로, 이온 음료는 갈증 해소와 전해질 보충을 동시에 만족시키는 것처럼 보인다.

하지만 이온 음료는 물의 완벽한 대체재가 될 수 없다. 이온 음료에는 당분과 각종 첨가물이 들어있어, 과다 섭취 시 건강에 오히려 해로울 수 있다. 이온 음료는 하루 한두 잔 정도로 제한하자. 가장 좋은 수분 보충 음료는 깨끗하게 정수된 물이라는 사실을 잊지 말아야 한다. 물 마시는 것이 힘들다면, 레몬이나 라임 조각을 넣어 향긋하게 즐기는 것도 좋은 방법이다.

물은 우리 몸을 살리는 최고의 조력자이자, 가장 쉽고 효과적으로 건강을 챙길 수 있는 도구이다. 오늘부터 습관처럼 커피를 찾던 손길을 멈추고, 맑고 깨끗한 물을 가까이해보자. 유리 물병에 깨끗한 물을 담아 책상 위에, 침대 옆에, 가방 속에 두어라. 그리고 틈날 때마다 물을 마시는 습관을 들여라. 촉촉하게 수분으로 채워진 내 몸은 분명 이전과는 다른 활력과 젊음을 당신에게 선사할 것이다.

내 몸을 깨우는 물 마시기 9가지 원칙

물 마시기는 습관이다. 갈증이라는 신호에만 의존하기보다는 의식적으로 물을 마시는 습관을 들여야 한다. 다음 9가지 원칙을 기억하고 실천해보자.

> 1. 커피, 차를 마셨다면 물 한 잔을 추가로 마신다. 탈수 음료 섭취 후에는 반드시 물로 수분을 보충해야 한다.
>
> 2. 배가 고플 때 물 한 잔을 먼저 마신다. 갈증을 배고픔으로 착각하는 경우가 많다. 물 한 잔으로 가짜 배고픔을 잠재울 수 있다.
>
> 3. 운동 후에는 물 두 잔을 꼭 마신다. 운동으로 땀을 많이 흘렸다면, 수

분 보충은 필수이다.

4. 아침에 일어나자마자 물 한 잔을 마신다. 밤새 건조해진 몸에 수분을 공급하고, 신진대사를 활발하게 해준다.

5. 1~2시간 간격으로 물을 마시되, 한 번에 많이 마시지 않고 조금씩 나누어 마신다. 한꺼번에 많은 양의 물을 마시는 것보다, 조금씩 자주 마시는 것이 수분 흡수에 효과적이다.

6. 물은 미지근하게 마시는 것이 좋다. 차가운 물은 몸에 부담을 줄 수 있다.

7. 식사 전후에는 물 마시는 것을 자제한다. 식사 직전이나 직후에 물을 마시면 소화액이 희석되어 소화 기능이 저하될 수 있다.

8. 식사 30분 전, 식사 2시간 후에 물을 마시는 습관을 들인다. 소화 기능을 방해하지 않고 수분을 효과적으로 보충할 수 있는 방법이다.

9. 운동, 신체 활동, 땀을 많이 흘렸을 때, 술이나 담배를 했을 때는 평소보다 물을 2컵 더 마신다. 수분 손실이 많은 상황에서는 평소보다 더 많은 수분을 섭취해야 한다.

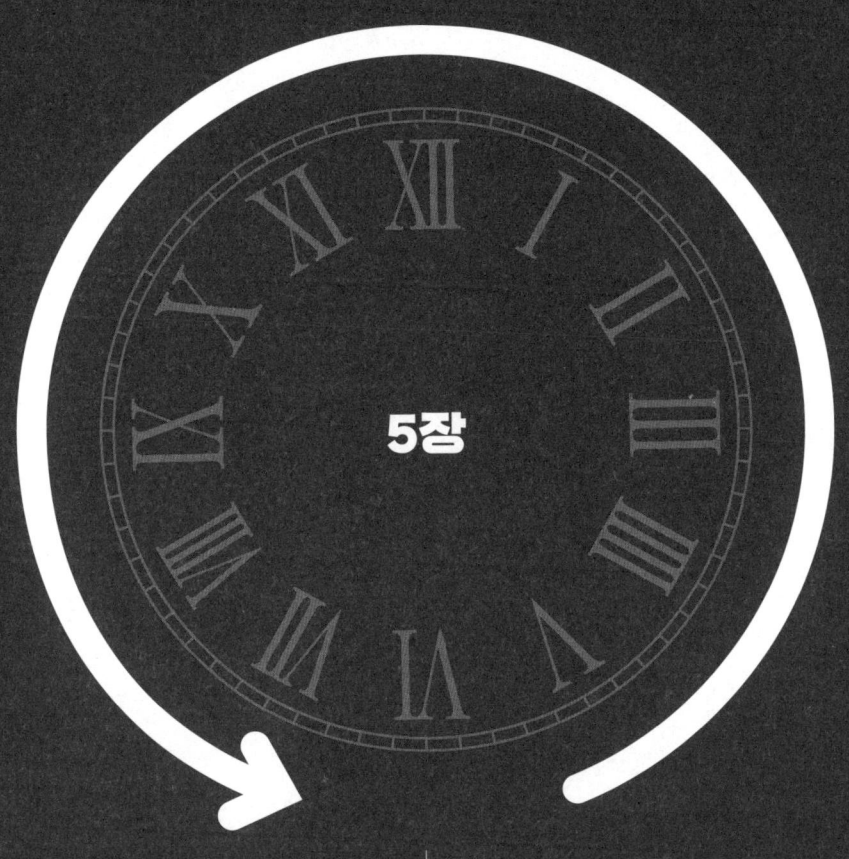

노화를 늦추는 다섯 가지 생명 코드 5M 혁명

01

장수의 다섯 가지 비밀 코드, 5M

현대인이 점점 빨리 늙어가는 것에 있어 가장 큰 원인이 혈당이라는 것을 우린 알게 되었다. 건강한 식습관과 생활 습관으로 혈당 관리를 철저히 해 젊고 깨끗한 혈관을 만드는 것은 물론이거니와 이로 인해 장 건강까지 끌어올려 면역력을 높이며 활력 넘치는 신체로 바꾸는 법도 배웠다. 이제 여기서 한 발 더 나아가 건강하게 오래 살 수 있는 '장수'의 꿈을 꾸어야 할 차례다.

우리 몸에 있는 세포와 기관, 그리고 여러 기관계들은 마치 오케스트라 단원들처럼 호르몬, 체액, 혈액이라는 악기를 통해 아름다운 생명의 교향곡을 연주한다. 약 37조 개에 달하는 세포들은 벽돌 하나하나가 모여 튼튼한 집을 짓듯이 우리 몸이라는 건축물을 빈틈없이 채우고 있다.

이 세포들은 비슷한 기능끼리 뭉쳐 조직을 만들고, 여러 조직들이 모여 기관을, 또 기관들이 서로 협력해서 기관계를 이루는 식으로 차근차근 단계를 밟아 나간다. 이 모든 연결과 상호작용은 정말 복잡하지만, 그중에서도 특히 노화와 장수를 결정짓는 다섯 가지 핵심 축, 이른바 '5M'에 주목할 필요가 있다. 5M은 바로 앞서 언급한 바 있는 마이크로바이옴Microbiome을 시작으로 멜라토닌Melatonin, 마이오카인Myokine, 마인드Mind, 미토콘드리아Mitochondria 총 5개를 뜻한다. 이 5M이 제대로 기능하고 균형을 이룰 때, 우리는 나이 먹는 속도를 늦추고 건강하게 오래 살 수 있다.

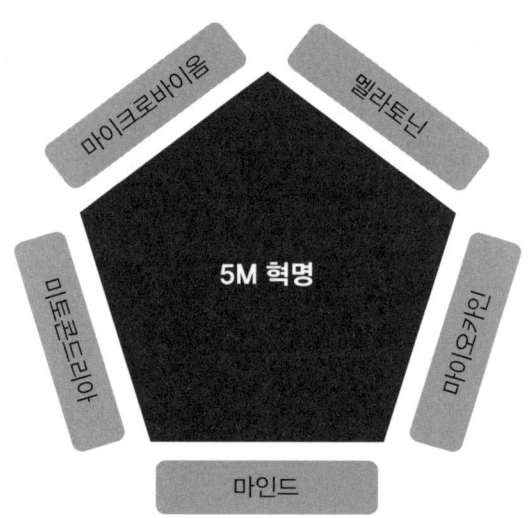

먼저 마이크로바이옴은 우리 몸속에 사는 수많은 미생물, 쉽게 말해 세균 친구들의 집합이다. 다음으로 멜라토닌은 잠을 부르는 수면 호르몬이고, 마이오카인은 근육에서 나오는 운동 호르몬이라고 생각하면 쉽다. 마인드는 정신, 마음, 생각, 인지 능력처럼 우리 정신적인 면을 포괄하는 개념이며, 마지막으로 미토콘드리아는 세포 속 에너지 발전소 역할을 하는 아주 작은 기관이다.

5M 혁명을 제대로 이해하고 실천하려면, 먼저 우리 몸과 마음이 '장-뇌 축Gut-Brain Axis'을 중심으로 아주 긴밀하게 연결되어 있다는 것을 알아야 한다. 장-뇌 축이란, 장과 뇌가 서로 영향을 주고받는 연결 통로를 의미한다. 마치 고속도로처럼 이어진 장과 뇌는 서로 정보를 주고받으며 건강에 큰 영향을 미친다.

장-뇌 축 이론에 따르면, 장 속에 사는 미생물들이 뇌와 장을 연결하는 중요한 역할을 한다. 이 미생물들이 만들어내는 여러 물질들은 혈액을 타고 온몸을 돌면서, 면역 체계, 몸속 물질 대사, 심지어 뇌 기능까지 영향을 미친다. 여기서 장내 미생물이란, 우리 장 속에 사는 세균, 바이러스, 곰팡이 같은 미생물들을 통틀어 말하는 것이고, 신경전달물질은 신경 세포끼리 신호를 주고받을 때 사용하는 화학 물질이다. 쉽게 말해, 장 속 미생물들이 뇌와 장 사이의 소통을 담당하는 신경전달물질에 영향을 주고, 결과적으로 장 환경이 우리 정신 건강까지 좌우할 수 있다는 것이다.

재미있는 사실은 반대로 우리가 스트레스를 받거나 안 좋은 감정을 계속 느끼면, 뇌에서 교감신경이 활발해지면서 아드레날린이나 코르티솔 같은 스트레스 호르몬이 많이 분비되어 장에도 영향을 준다는 것이다. 여기서 교감신경은 우리 몸이 긴장 상태를 유지하고 스트레스에 맞서 싸우도록 하는 신경계고, 아드레날린과 코르티솔은 스트레스에 대항하기 위해 우리 몸에서 만들어지는 호르몬이다. 이런 스트레스 호르몬들은 혈액을 타고 장까지 가서 장 속에 사는 세균들의 균형을 깨고 안 좋은 영향을 줄 수 있다.

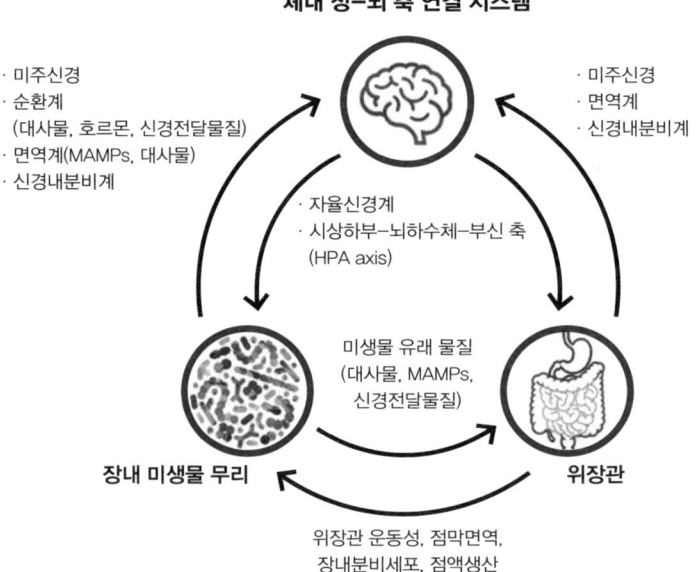

이처럼 뇌와 장은 마치 핑퐁 게임을 하듯 끊임없이 서로 정보를 주고

받으면서, 피드백 관계를 형성한다. 서로 좋은 영향을 주고받는 선순환이 될 수도 있지만, 반대로 악순환에 빠질 수도 있다. 특히 장-뇌 축이라는 생명의 끈을 중심으로, 5M 중에서도 마이크로바이옴, 멜라토닌, 마인드 이 세 가지는 아주 긴밀하게 연결되어 서로 영향을 주고받는다. 장 속 마이크로바이옴 균형이 잘 맞으면, 마음도 편안해지고 정신적으로 안정감을 느낄 수 있다. 반대로 정신이 안정되면 장 속 마이크로바이옴도 건강하게 유지되는 데 도움이 된다.

멜라토닌은 잠자는 시간을 조절하는 호르몬인데, 이 멜라토닌 분비 시스템도 장-뇌 축과 아주 가깝게 연결되어 있다. 멜라토닌 분비 기능이 정상적으로 유지되면, 우리는 깊고 편안하게 잠들 수 있다. 이러한 숙면은 다시 뇌와 장 건강에 좋은 영향을 주는 선순환을 만든다.

여기에 건강 부스터 역할을 하는 것이 바로 마이오카인이다. 마이오카인은 우리가 운동할 때 근육에서 분비되는 특별한 물질로 BDNF, 아이리신, 아펠린, 인터류킨-6처럼 다양한 종류가 있다. 그래서 '운동 호르몬'이라고도 불린다. 마이오카인은 근육뿐 아니라 뇌, 혈관, 지방, 간, 췌장 등 몸 전체 기관에 긍정적인 영향을 미친다. 장-뇌 축의 선순환과 마이오카인 분비 시스템은 서로 상호 검증 하면서, 좋은 흐름을 더 빠르고 강하게 만드는 시너지 효과를 낸다. 꾸준히 운동해서 마이오카인이 최고로 잘 분비되면, 나머지 5M 시스템도 함께 좋아지면서 노화를 늦추는 '젊음의 샘'이 될 수 있다.

마지막 5M, 미토콘드리아 시스템은 우리 몸 항상성을 유지하는 가장 기본적인 단계에서 노화를 늦추고 수명을 늘리는, 그야말로 생명의 엔진이라고 할 수 있다. 미토콘드리아는 세포 안에 있는 작은 기관인데, 세포가 살아가는 데 꼭 필요한 에너지를 만드는 세포 속 발전소 역할을 한다.

미토콘드리아는 우리가 먹는 포도당, 지방산, 아미노산 같은 영양소를 에너지로 바꿔주는 중요한 일을 하지만, 에너지를 만드는 과정에서 활성산소라는 찌꺼기를 계속 만들어낸다. 마치 자동차 엔진이 에너지를 만들면서 매연을 내뿜듯이, 미토콘드리아도 에너지를 만드는 과정에서 활성산소라는 매연을 계속 만들어내는 것이다. 이렇게 만들어진 활성산소는 DNA를 손상시키고, 단백질 기능을 떨어뜨리며, 세포를 죽게 만들어서 암 같은 병을 일으키는 노화의 주범이 된다.

다행히 마이오카인 분비가 활발해져서 근육이 튼튼해지면, 미토콘드리아 숫자도 함께 늘어나고 기능도 좋아진다. 근육은 에너지를 쓰고 저장하는 에너지 탱크 역할을 하고, 미토콘드리아는 근육 세포 안에서 에너지를 만드는 역할을 하기 때문이다. 근육량이 늘어나면 미토콘드리아 활동이 활발해져서 몸에 쌓인 지방을 더 효과적으로 태워 에너지를 만들고, 활성산소 발생량은 줄어드는 효율적인 에너지 시스템으로 바뀌는 것이다.

따라서 미토콘드리아에서 생기는 여러 문제들이 해결되면, 건강을 지키고 노화를 늦추는 '불로장생'의 꿈에 한 발 더 가까이 다가갈 수 있다.

02

마이크로바이옴과 장 건강의 숨겨진 연결고리

누구나 젊고 건강하게 오래 살길 소망한다. 그렇다면 노화 방지를 위해 어떻게 해야 할까? 핵심은 우리 몸 세포, 특히 면역 세포를 젊게 유지하는 것이다.

면역 세포 중에서도 이른바 '자연 살해 세포'라고도 불리는 NK세포를 주목해야 한다. 이들은 우리 몸을 지키는 핵심 부대와 같다. NK세포는 혈액을 타고 온몸을 순찰하면서 암세포나 바이러스에 감염된 세포처럼 나쁜 세포들을 찾아 없애는 능력이 아주 뛰어나다. 숙련된 사냥꾼처럼 없애야 할 대상을 정확하게 알아보고 퍼포린과 그랜자임이라는 독성 물질을 뿜어내서 목표 세포를 죽인다. 퍼포린은 목표로 삼은 세포

막에 구멍을 뚫어서 공격 통로를 만들고, 그랜자임은 이 구멍을 통해 세포 안으로 들어가 세포 스스로 죽게 만드는 역할을 한다. NK세포는 이렇게 정교하고 강력한 방법으로 우리 몸을 각종 질병으로부터 보호하는 중요한 임무를 수행한다.

하지만 NK세포 활동성은 나이가 들수록 점점 떨어진다. 25살에 최고조에 달했다가 서서히 줄어드는데, 이는 30세부터 면역력이 약해지는 시기와 거의 일치한다. 그래서 NK세포 기능이 떨어지면 면역력도 함께 약해져서 각종 질병, 특히 암에 걸릴 위험이 커지고 노화도 빨라진다. 요즘은 젊은 사람들 사이에서도 면역력 저하가 심각한 문제인데, 이는 서구화된 식습관, 과도한 스트레스, 운동 부족 같은 잘못된 생활 습관과 관련이 깊다. 젊은 나이에도 NK세포가 제대로 작동하지 못하면서 건강에 빨간불이 켜지고 있는 것이다.

프로바이오틱스의 힘 : 만성 염증의 근원지, 장 점막을 지켜라!

결국, 노화 방지의 핵심은 면역 세포를 튼튼하게 만드는 것이다. 그리고 그 중심에는 '염증 노화'가 있다. 앞서 혈당과 당뇨 관련해서도 위험 요소로 손꼽혔던 만성 염증은 장 건강에 있어서도 빼놓을 수 없는 지점이다. 특히, 만성 염증의 근원지가 바로 장 점막이라는 것에 주목해야 한다.

장은 그냥 음식을 소화시키고 영양분을 흡수하는 기관이 아니라, 면역력을 유지하는 데 아주 중요한 역할을 한다. 특히 장 속에 사는 미생물 생태계, 즉 마이크로바이옴은 면역력과 아주 밀접한 관계가 있다. 마이크로바이옴은 장 속에 사는 수많은 미생물과 그들의 유전 정보를 통틀어 부르는 용어다.

우리 몸 면역 세포의 약 70%가 장에 모여 있다는 사실만 봐도 장 건강과 면역력이 얼마나 중요한 관계인지 알 수 있다. 장 점막에는 100조 마리가 넘는 세균이 살고 있고, 종류는 400~500가지, 무게는 1~1.5kg이나 된다. 건강한 마이크로바이옴은 외부에서 들어오는 나쁜 세균, 바이러스, 환경 호르몬, 중금속 같은 것들이 장 점막을 뚫고 몸속으로 들어오지 못하도록 막아주는 방어막 역할을 한다. 하지만 마이크로바이옴 균형이 깨지면 면역력이 약해져서 감염병에 걸리기 쉽고, 장 점막이 망가지면서 나쁜 물질들이 혈액 속으로 흘러 들어가 온몸에 염증을 일으킬 수 있다.

이를 막기 위해서 중요한 것이 바로 프로바이오틱스다. 장 속에는 우리 몸에 좋은 유익균들이 많이 살고 있는데, 가장 대표적인 예가 바로 프로바이오틱스인 것이다. 이러한 프로바이오틱스를 적절한 양으로 꾸준히 섭취하면 장내 미생물 균형이 좋아져서 건강에 도움이 될 수 있다. 이들은 장 속에 보호막을 만들뿐만 아니라 장 속 산도를 조절하고, 우리 몸 면역력을 높이며, 나쁜 균을 죽이는 물질을 만드는 등 여러 가지 좋은 기능들을 선보이고 있다. 따라서 건강하게 살려면 프로바이오틱스가 줄어들거나 유익균 비율이 낮아지지 않도록 신경 쓰는 것이 중요하다.

원래 유익균이 많았던 사람도 나이가 들면 유익균은 줄고 유해균이 늘어나면서 병에 걸릴 위험이 커지고 이로 인해 노화가 빨라진다. 특히 유해균이 많아지면 장 점막을 보호하는 유산균 기능이 떨어져서 이른바 '장관 투과성 증가 상태Leaky Gut Syndrome'가 될 수 있다. 장관 투과성 증가 상태는 장 점막에 구멍이 숭숭 뚫려서 장 속 나쁜 물질들이 혈액으로 새어 들어가는 현상을 말한다. 이렇게 되면 만성 염증이 심해지고 온몸 건강이 나빠진다. 장관 투과성 증가 상태를 일으키는 주요 원인은 다음과 같다.

① 약물(진통제, 항생제)의 무분별한 남용

② 알코올과 흡연

③ 단순당과 고지방 식이의 과다한 섭취

④ 수분 섭취 부족

⑤ 비타민 A·D·아연 결핍

⑥ 식이섬유 부족

⑦ 소화불량(소화 효소 부족, 가공 식품 과다 섭취, 급하게 먹는 습관 등)

건강한 마이크로바이옴을 유지하려면 장관 투과성 증가 상태를 유발하는 원인들을 피하고, 소장과 대장에 좋은 음식을 챙겨 먹는 것이 중요하다.

장 건강을 되돌릴 수 있는 방법

면역력을 높이기 위해 장 건강을 신경써야 함에 따라 특히 장 점막에 주목해야 한다. 망가진 장 점막은 두 가지 방법으로 되돌릴 수 있다. 첫째, 장관 투과성 증가 상태를 일으키는 나쁜 생활 습관을 고쳐야 한다. 약에 의존하지 않고, 술과 담배를 끊고, 단순당과 고지방 섭취를 줄이는 건강한 식단을 유지해야 한다. 또, 식이섬유를 충분히 섭취하고, 과식이나 급하게 먹는 습관을 피해서 소화기관 부담을 줄여야 한다.

둘째, 소장과 대장 건강에 도움이 되는 식품을 꾸준히 섭취해야 한다. 소장 건강에는 아욱이 대표적인 식품이다. 아욱에는 항산화 성분인 베타카로틴이 풍부해서 세포 발달을 돕고, 섬유질이 많아서 소장 혈액 순환과 소화 흡수 작용을 좋게 한다. 베타카로틴은 활성산소로부터 세포를 보호하고, 세포 성장과 분화에 꼭 필요한 비타민 A의 재료가 되는 물질이다.

또한, 대장 건강에는 도토리묵이 좋다. 도토리의 탄닌 성분은 폴리페놀의 일종으로, 강력한 항산화 작용을 통해 대장 점막 손상을 회복시키고, 대장 운동을 활발하게 만들어 독소 배출을 돕는다. 폴리페놀은 식물에 많이 들어 있는 화합물로, 항산화, 항염증, 항암 등 다양한 건강 효과를 나타낸다. 도토리묵은 장 건강뿐 아니라 다이어트에도 효과적인 식품으로 알려져 있다.

리그난 성분이 풍부한 오미자 역시 장내 세균 숲 균형을 유지하는 데 도움을 주는 식품이다. 리그난은 식물성 에스트로겐과 비슷한 물질로, 항산화 및 항암 효과가 뛰어나고 혈관 건강에도 도움을 줄 수 있다. 더불어 강력한 항산화 작용을 통해 소장과 대장 세포 재생을 돕고 염증을 줄이는 효과가 있다. 장 건강을 위해서는 아욱, 도토리묵, 오미자를 꾸준히 먹는 것이 좋다.

장 건강을 위해서 음식 효소 섭취를 함께 하는 것도 좋은 방법이다. 우리 몸속 효소는 소화 효소와 대사 효소로 나뉘는데, 음식 효소는 외부 음식을 통해 섭취하는 효소를 말한다. 소화 효소는 탄수화물, 단백질, 지방 같은 음식물을 잘게 분해하는 아밀라아제, 프로테아제, 리파아제 등이 대표적이다. 나이가 들수록 몸속 효소량이 줄어드니, 음식 효소를 통해 부족한 소화 효소를 보충해 주는 것이 중요하다.

음식 효소는 익히지 않은 생과일, 생채소, 생곡류 등에 많이 들어 있다. 이런 음식들을 먹으면 소화될 때 효소 부담을 줄여 소화가 잘 되게 돕고, 장 건강에도 도움을 줄 수 있다. 따라서 제철 과일을 껍질째 먹고 매 끼니 채소를 충분히 섭취하는 식습관은 장 건강을 지키며 마이크로바이옴에 좋은 영양소를 공급하는 훌륭한 식생활 습관이라고 할 수 있다.

03

멜라토닌, 수면을 넘어선 젊음의 비밀

젊었을 때는 머리만 대면 바로 잠들었는데, 40대가 넘어가면서 잠이 점점 줄어든다는 사람들이 많다. 밤이 돼도 잠이 안 오고, 깊이 잠들지 못하는 수면 장애와 불면증을 겪는다. 이는 중년 이후 흔히 찾아오는 어려움이다. 여러 가지 이유가 있겠지만, 가장 큰 이유는 멜라토닌 분비량이 나이가 들면서 자연스럽게 줄어들기 때문이다.

멜라토닌은 뇌 속 송과선에서 분비되는 호르몬으로, 수면-각성 주기를 조절하는 핵심 물질이다. 송과선은 뇌의 한가운데에 있는 작은 기관이다. 이곳에서 분비되는 멜라토닌으로 인해 우리는 잠을 푹 잘 수 있게 된다. 우리 몸은 멜라토닌이 뇌 속에 가득 차야 비로소 깊고 편안한 잠에 빠지는 것이다.

하지만 멜라토닌이 충분히 분비되었는데도 억지로 잠을 참는 습관은 멜라토닌 분비 감소를 유발하고, 결국 수면의 질을 떨어뜨리는 악순환으로 이어진다. 잠은 단순한 휴식을 넘어, 우리 삶의 질과 행복에 아주 중요한 영향을 미치는 필수적인 요소라는 것을 잊지 말아야 한다.

이러한 멜라토닌은 잠을 유도하는 것 외에도 강력한 항산화 작용을 한다. 항산화란 세포 손상을 일으키는 활성산소 작용을 억제하는 것을 말한다. 이때, 함께 언급되는 활성산소는 너무 많아지면 노화와 질병의 원인이 되는 나쁜 물질이다. 멜라토닌은 1분자당 10분자의 활성산소를 없애는 강력한 항산화 능력을 가지고 있다. 특히 멜라토닌은 뇌세포 속 산화 스트레스로 인한 염증 반응을 줄여서 치매 같은 퇴행성 뇌 질환으로 인한 인지 기능 장애를 개선하는 데 효과적인 것으로 밝혀졌다.

노화와 함께 겪는 멜라토닌 분비 변화

멜라토닌 분비는 시간, 나이, 건강 상태 등 여러 요인에 따라 변한다. 건강한 성인의 경우, 낮에는 시간당 500ng 정도의 멜라토닌이 분비되지만, 밤이 되면 분비량이 확 늘어나 낮의 6배까지 증가한다. 이렇게 밤에 멜라토닌 분비량이 일시적으로 최고조에 달하는 현상을 '멜라토닌 피크'라고 부른다.

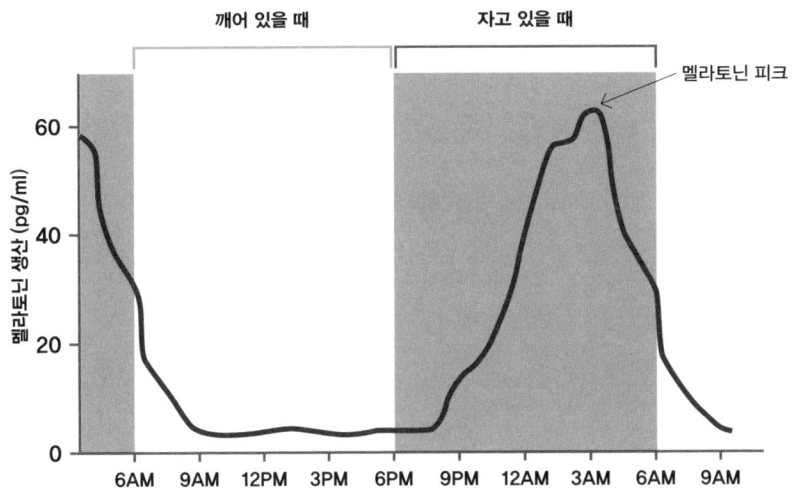

멜라토닌 피크는 밤이 되면 자연스럽게 졸음이 쏟아지게 만들어서 잠을 푹 자도록 돕는 중요한 생리 작용이다. 하지만 멜라토닌 분비량은 나이가 들면서 점점 줄어드는 경향을 보인다. 아기나 어린아이들은 멜라토닌 분비가 왕성해서 저녁만 되면 잠을 못 참고 깊이 잠들지만, 나이가 들면 멜라토닌 분비량이 눈에 띄게 줄어 수면 시간이 줄고 불면증에 시달리는 경우가 많다. 흔히 어르신들이 "나는 잠이 없어!"라고 말하는 것은 바로 멜라토닌 분비 감소와 관련된 현상이다.

젊은 시절에는 밤에 멜라토닌 분비량이 최대 3,000ng까지 되지만, 51~65세가 되면 20~35세의 절반 수준으로 줄어들고, 65세 이상은 3분의 1 수준으로 더 줄어든다. 85세가 넘는 고령 노인의 경우에는 멜라토닌 분비 피크 자체가 거의 사라지는 경우도 있다. 이처럼 멜라토닌 분비 감소는 노화의 자연스러운 과정이고, 수면 패턴 변화와 밀접하게 연결되어 있다.

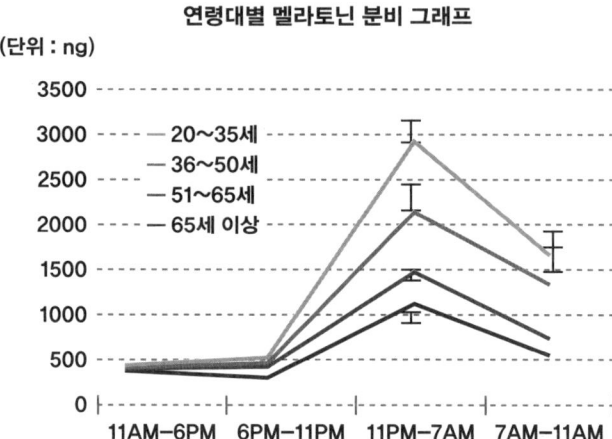

자료 : 밀베르크 리차드 교수(프리드리히 알렉산더대학 노년심리학)의 2006년 연구논문.

잠자는 시간이 줄어드는 것을 좋게 생각할 수도 있지만, 잠이 부족하면 건강에 심각한 문제가 생길 수 있다. 이미 강조했듯이, 잠은 건강 유지에 있어서 그 어떤 것보다 중요하고, 행복한 삶의 가장 기본적인 바탕이 된다.

멜라토닌 부족 자체가 직접적으로 건강을 나쁘게 만드는 것은 아니지만, 멜라토닌 부족으로 인한 수면 장애는 여러 가지 건강 문제의 원인이 될 수 있다. 멜라토닌이 발생하는 뇌 속 송과선은 외부 빛 변화를 감지해서 우리 몸의 생체 리듬과 생체 시계를 조절하는 멜라토닌을 만들어낸다. 생체 시계는 우리 몸이 24시간 주기에 맞춰 생리적인 변화를 겪도록 하는 자연적인 시간 조절 시스템이며, 멜라토닌은 이런 생체 리듬과 생체 시계가 제대로 작동하도록 돕는 핵심 물질인 것이다.

뇌 깊숙한 곳에는 시교차상핵SCN이라는 생체 시계의 중심이 있다. 시교차상핵은 뇌의 시상하부에 있는 신경 세포 집단이다. 시교차상핵은 빛이 있는지 없는지를 감지해서 송과선에 정보를 전달하고, 어두워지면 멜라토닌 분비를 촉진해서 자연스럽게 잠이 오도록 유도한다. 건강하게 잠을 자려면 밤에는 인공 조명에 노출되는 것을 최소화하는 것이 중요하다. TV, 컴퓨터, 스마트폰에서 나오는 아주 작은 빛도 멜라토닌 생성을 방해할 수 있다는 것을 명심해야 한다.

특히 멜라토닌은 블루라이트라고 불리는 파란색 계열 빛에 아주 민감하게 반응한다. 블루라이트는 스마트 기기 화면, LED 조명 등에서 많이 나오는데, 멜라토닌 분비를 억제해서 잠을 방해하는 주요 원인이 된다. 멜라토닌을 '어둠의 호르몬'이라고 부르는 이유도 바로 빛, 특히 블루라이트에 민감하게 반응하기 때문이다.

잠을 푹 자는 데 중요한 멜라토닌 호르몬 분비에 문제가 생기면 여러 가지 건강 문제가 생길 수 있다. 잠이 부족하면 뇌 기능이 떨어져서 학습 능력, 집중력, 기억력이 나빠질 수 있다. 반대로, 잠을 충분히 자면 학습 능력이 20%나 향상된다는 연구 결과도 있다. 만성적으로 잠이 부족하면 병에 잘 걸리고, 비만, 심혈관 질환, 고혈압 위험이 높아지고, 과잉행동장애ADHD 같은 정신적인 문제도 생길 수 있다. 오래 지속되면 암, 신경 질환 같은 심각한 질병으로 이어질 수도 있다.

멜라토닌은 단순히 잠을 오게 하는 호르몬일 뿐만 아니라, 기억력을 좋게 하고 새로운 뇌 세포를 만드는 것을 돕는 등 뇌 건강에도 좋은 영향을 미친다. 실제로 3mg 멜라토닌을 먹은 건강한 남성은 그렇지 않은 남성보다 더 많은 것을 기억해낸다는 연구 결과가 있다. 이는 멜라토닌이 인지 기능 개선 효과가 있다는 것을 보여준다. 잠은 우리 건강과 삶의 질을 유지하는 데 필수적인 요소이고, 멜라토닌은 그 중심에 있는 아주 중요한 호르몬이다.

당뇨병 예방의 숨은 열쇠, 멜라토닌과 인슐린의 관계

멜라토닌은 잠뿐만 아니라 혈당 조절에도 중요한 역할을 한다. 멜라토닌 분비는 혈당 조절 호르몬인 인슐린 기능과 아주 밀접하게 연결되어 있다. 잠자는 동안 분비되는 멜라토닌은 인슐린을 만드는 췌장의 베타세포를 보호하는 작용을 한다. 인슐린은 혈액 속 포도당을 세포 속으로 이동시켜 혈당을 낮추는 호르몬이고, 베타세포는 췌장 안에서 인슐린을 분비하는 세포다. 당뇨병은 인슐린 기능에 문제가 생겨서 혈당 조절이 잘 안되는 병인데, 베타세포 기능이 떨어지는 것은 당뇨병이 생기는 중요한 원인 중 하나다.

혈당이 갑자기 확 올라가는 혈당 스파이크 현상이나 혈액 속에 인슐린이 너무 많이 분비되는 고인슐린혈증 상태는 췌장 베타세포에 큰 부담을 준다. 멜라토닌은 이런 스트레스로부터 베타세포를 보호하고, 손상된 인슐린 분비 능력을 회복시키는 데 도움을 줄 수 있다. 즉, 멜라토닌이 충분히 분비되면 잠도 잘 자게 될 뿐 아니라, 혈당 조절 기능도 강화되어 당뇨병 예방에도 도움이 되는 것이다. 잠은 단순히 피로를 푸는 행위를 넘어서, 우리 몸 항상성을 유지하고 건강을 지키는 아주 중요한 활동이라는 것을 다시 한 번 강조하고 싶다.

04

마이오카인,
근육이 분비하는 생명의 호르몬

멜라토닌과 함께 인슐린을 보호하는 또 다른 핵심 물질은 바로 마이오카인이다. 마이오카인은 비교적 최근에 발견된 호르몬으로, 2003년에 과학자들이 우리 몸에 새로운 분비 기관이 있다는 놀라운 사실을 알아내면서 함께 발견된 물질이다.

과학자들이 새롭게 찾은 분비 기관은 다름 아닌 골격근이었다. 골격근은 뼈에 붙어서 몸을 움직이게 하는 근육 조직이다. 과학자들은 골격근이 움직일 때 어떤 물질이 분비된다는 것을 확인하고, 처음에는 이 물질을 '운동 인자exercise factor'라고 불렀다. 하지만 곧이어 인터류킨-6IL-6라는 사이토카인이 근육 세포에서 분비되어 혈액을 타고 온몸을 순환

한다는 것을 밝혀내고, 이 물질을 '마이오카인myokines', 즉 근육myo-에서 분비되는 사이토카인-kines*이라고 이름 붙였다.

마이오카인은 우리 근육에서 만들어져 혈액을 통해 분비되는 호르몬을 통틀어 부르는 용어로, 인터류킨-6, 인터류킨-8, 아이리신Irisin처럼 여러 종류가 있다. 근육 섬유에서 분비되는 단백질 또는 호르몬이라고 할 수 있는 마이오카인은 근육 세포뿐 아니라 근육 주변 조직, 더 나아가 혈액을 타고 다른 조직까지 영향을 미치는 몸에 좋은 활성 물질인 것이다.

요즘 마이오카인이 더 주목받는 이유는 마이오카인이 근육을 키우는 것은 물론이고 당뇨병, 비만 같은 대사 질환을 개선하고, 고혈압을 예방하며, 심지어 암세포가 자라는 것을 막고 죽게 만드는 기능까지 가지고 있다는 사실이 속속 밝혀지고 있기 때문이다. 특히 인터류킨-15, 인터류킨-8 같은 특정 마이오카인은 암세포를 억제하는 효과가 있는 것으로 알려져 있다.

마이오카인은 근육에서 만들어지는 사이토카인의 일종이지만, 염증을 일으키는 것으로 알려진 일반적인 사이토카인과는 다르게 오히려 염증을 줄이는 역할을 한다. 특히 마이오카인은 근육 속 포도당 사용률을 높여서 인슐린 저항성을 개선하고, 화학적 신호 전달자 역할을 해서

＊사이토카인 : 세포끼리 신호를 주고받는 역할을 하는 단백질로, 면역 반응과 염증 조절에 중요한 역할을 한다.

몸속 지방에서 만들어지는 염증성 사이토카인 생성을 억제하는 데 도움을 준다. 인슐린 저항성은 인슐린 기능이 떨어져서 혈당 조절 능력이 낮아지는 상태로, 당뇨병, 고혈압, 고지혈증 같은 대사 질환의 주요 원인이 된다. 즉, 사이토카인이 일으키는 염증을 막고 줄여주는 좋은 역할을 하는 물질이 바로 마이오카인인 것이다.

결론적으로 마이오카인은 근육량을 늘리고 지방을 태우는 효과를 통해 인슐린을 보호하고, 대사증후군을 비롯한 여러 만성 질환을 예방하는 데 중요한 역할을 한다. 대사증후군은 고혈압, 고혈당, 고지혈증, 비만 등 여러 대사 이상이 한꺼번에 나타나는 상태로, 심혈관 질환과 당뇨병 위험을 크게 높인다. 다시 말해, 마이오카인은 우리 몸을 건강하게 지켜주는 '파수꾼'과 같은 존재인 것이다.

복합 운동의 마법 : 유산소는 멜라토닌, 근력은 마이오카인을 깨운다

운동은 멜라토닌과 마이오카인, 이 두 가지 핵심 호르몬 분비를 촉진하는 가장 효과적인 방법이다. 운동을 통해 근육에서 마이오카인이 충분히 분비되면 인슐린 보호, 항산화 작용 활성화, 면역 시스템 강화, 장수 및 노화 방지 효과 등 여러 가지 건강상 이점을 얻을 수 있다. 이처럼 운동은 멜라토닌과 마이오카인, 두 호르몬 분비를 연결하는 중요한 다리 역할을 한다. 이런 점에서 운동의 중요성은 아무리 강조해도 지나치지 않다.

다만, 멜라토닌과 마이오카인은 모두 운동을 통해 분비가 촉진되지만, 각각 유산소 운동과 근력 운동에 더 큰 영향을 받는다는 차이점이 있다. 멜라토닌은 주로 유산소 운동을 통해 분비가 늘어나는 반면, 마이오카인은 근력 운동을 통해 더 활발하게 분비된다. 따라서 건강을 증진하고 노화를 늦추려면 유산소 운동과 근력 운동을 골고루 하는 복합 운동을 하는 것이 중요하다. 특정 운동만 하는 것은 오히려 몸의 균형을 깨뜨릴 수 있다.

운동 계획을 짤 때는 일주일 단위로 전체 운동 스케줄 균형을 생각하는 것이 좋다. 특히 봄, 여름, 가을, 겨울 사계절이 뚜렷한 우리나라의 경우, 여름과 겨울은 밖에서 활동하거나 운동하기에 불편한 점이 많으므로 계절별 특징을 고려해서 운동 시간을 정하는 것이 필요하다. 여름에는 비교적 시원한 아침이나 저녁 시간, 겨울에는 추위가 덜한 낮 시간을 이용해서 하루 1시간 정도 햇볕을 쬐면서 운동하는 습관을 들이는 것을 권장한다.

매일 1시간 정도 햇볕을 쬐며 유산소 운동과 근력 운동을 함께 하면 비타민 D 생성과 멜라토닌 분비 촉진을 통해 면역력 강화 효과까지 얻을 수 있다. 특히 낮에 햇볕을 충분히 쬐면 우리 몸에 비타민 D 합성을 돕는다. 비타민 D는 칼슘 흡수를 돕고 면역 기능을 강화하는 데 꼭 필요한 비타민이기도 하다. 이러한 비타민D가 늘어나면, 밤에 멜라토닌 분비 증가로 이어져서 잠도 더 잘 자게 된다.

매일 꾸준히 해야 할 운동은 유산소 운동이다. 하루 30분에서 2시간 이내 유산소 운동은 건강 유지 기본이 된다. 유산소 운동은 그냥 똑같은 속도로 걷는 것보다 속도와 강도를 번갈아 가면서 변화를 주는 인터벌 트레이닝 방식이 더 효과적이다. 인터벌 트레이닝은 고강도 운동과 저강도 운동을 번갈아 가면서 운동 효과를 최대로 높이는 훈련 방법이다. 예를 들어 천천히 걷기와 15분 정도 짧게 달리기를 번갈아 가면서 하는 것이 효과적인 유산소 운동 방법이다. 유산소 운동과 함께, 일주일에 세 번 정도 근력 운동을 규칙적으로 하면 더 완벽한 운동 계획을 세울 수 있다. 매일 근력 운동을 하는 것은 오히려 근육 피로를 쌓이게 하고 운동 효과를 떨어뜨릴 수 있으니, 하루나 이틀 정도 쉬는 시간을 갖는 것이 좋다.

미국 스포츠 의학회ACSM에서는 건강 유지를 위한 유산소 운동으로 중간 강도 운동을 일주일에 3~5회, 한 번에 20~30분 이상 하라고 권장하고, 근력 운동은 최대 반복 횟수1RM의 60~80% 강도로 일주일에 2~3회, 한 번에 50분을 넘지 않도록 권한다. 1RM Repetition Maximum은 최대 근력을 측정하는 단위로, 한 번 반복해서 들 수 있는 최대 무게를 의미한다. 근력 운동은 자기 체력 수준에 맞는 운동 방법을 선택하고, 조금씩 강도를 높여나가는 것이 중요하다.

자기 체력 수준에 맞는 적절한 운동은 건강하게 오래 사는 데 든든한 보험과 같다. 한 연구 결과에 따르면, 매일 8천 보를 꾸준히 걷는 사람은 10년 안에 사망할 위험이 50% 줄어들고, 하루 1만 2천 보를 걷는 사람은 사망 위험이 65%까지 줄어드는 것으로 나타났다. 전문가들이 하루 7천 보 이상 걷기를 권장하는 것도 이런 연구 결과 때문이다.

결론적으로 꾸준히 운동하면 잠도 잘 자게 되어 멜라토닌 분비가 잘되고, 근육에서 마이오카인 분비가 활발해져서 여러 가지 건강 효과를 얻을 수 있다. 특히 멜라토닌과 마이오카인은 모두 인슐린을 보호하고 재생하는 데 아주 좋은 효과가 있는 호르몬이므로, 이 두 호르몬 분비를 활발하게 하는 건강한 생활 습관과 운동 습관을 꾸준히 유지하는 것이 건강하게 오래 사는 비결이라고 할 수 있다.

운동할 때는 항상 바른 자세와 기술로 정확하게 해야 다칠 위험을 줄이고 운동 효과를 높일 수 있다. 운동 초보자는 전문가 도움을 받아서 자신에게 맞는 운동법과 운동 강도를 배우는 것도 좋은 방법이다. 심지어 걷기 운동도 잘못된 자세로 계속하면 오히려 건강에 해로울 수 있으니, 모든 운동은 바른 자세와 방법으로 해야 한다는 것을 꼭 기억해야 한다.

근육 저항성, 노화의 숨겨진 신호

근육 저항성이란 근육에 에너지가 제대로 공급되지 않아서 똑같은 운동을 해도 근육이 잘 성장하지 않고 오히려 줄어드는 현상을 말한다. 이것은 노화의 주요 원인 중 하나이고, 건강이 나빠지고 있다는 신호일 수 있다.

근육 저항성이 생기면 나타나는 대표적인 증상은 근육통, 염증, 손발 냉증, 근력 저하 등이다. 근육 저항성이 심해지면 허리둘레는 금방 늘어나는데, 종아리는 가늘어지고, 몸속 체액 균형이 깨져서 몸이 붓고, 인슐린 저항성이 커져서 쉽게 피로감을 느끼고 힘이 없어지는 증상이 나타난다. 자세한 신체적, 심리적 특징은 다음과 같다.

① 근력 감소 및 운동 능력 저하

근지구력 감소, 운동 후 회복 지연 등 운동 능력이 전반적으로 떨어진다.

② 체지방 증가 및 기초 대사량 감소

체지방률 증가, 체중 증가, 몸이 무겁게 느껴지는 증상이 나타난다. 기초 대사량 감소는 에너지 소비량 감소로 이어져 체중 증가를 더욱 부추긴다.

③ 염증 반응 증가

근육통, 혈액 순환 저하, 면역력 저하 등 염증 관련 증상이 증가한다. 만성 염증은 각종 질병의 원인이 될 수 있다.

④ 대사증후군 위험 증가

혈당, 인슐린, 혈압 상승, 고혈압, 당뇨, 고지혈증 등 대사 질환 발병 위험이 높아진다.

> ⑤ **심리적 위축**
> 우울감, 자존감 저하 등 심리적으로 위축되는 경향을 보인다. 이는 삶의 질 저하로 이어질 수 있다.

단백질 섭취에도 골든 타임이 존재한다!

우리 몸에 필요한 단백질을 충분히 섭취하지 못하고 골든 타임을 놓치면 건강에 빨간불이 켜질 수 있다. 특히 근육 감소에 아주 안 좋은 영향을 미치는데, 근감소증의 가장 큰 원인이 바로 단백질 부족이기 때문이다. 단백질은 근육을 만드는 것뿐 아니라 효소, 호르몬, 항체를 만드는 데도 꼭 필요한 영양소다.

> - **효소** : 소화 효소처럼 몸속에서 일어나는 여러 가지 화학 반응을 도와주는 생체 촉매 역할을 한다.
> - **호르몬** : 티록신, 아드레날린, 인슐린처럼 몸속 항상성을 유지하고 생리 기능을 조절하는 화학 물질이다.
> - **항체** : 세균, 바이러스 같은 외부 침입자로부터 우리 몸을 보호해주는 면역 단백질이다.

이처럼 우리 몸은 생명을 유지하는 데 꼭 필요한 핵심 물질들을 만들기 위해 아미노산 풀Amino acid pool이라는 단백질 저장 시스템을 운영하고 있다. 아미노산 풀은 몸속에서 낡은 단백질이 분해되면서 나오는 아미노산과 음식으로 섭취한 단백질에서 얻은 아미노산이 섞여서 저장되는 일종의 아미노산 저장 창고이다.

아미노산 풀은 균형을 유지하기 위해 하루에 약 250~300g 단백질을 만들고 분해하는 단백질 전환 과정을 거친다. 단백질 전환은 낡은 단백질을 새 단백질로 바꾸고, 필요하면 단백질을 다시 사용하는 우리 몸의 자연스러운 단백질 관리 시스템이다. 단백질 전환 과정에서 사용되는 아미노산의 약 1/3은 음식을 통해 공급받고, 나머지 2/3는 몸속 단백질 분해를 통해 재활용된다. 하루 300g 단백질 전환에 필요한 아미노산 대부분은 간에 저장되어 있고, 일부는 혈액이나 근육, 세포 속에 있는데, 이것을 '아미노산 풀'이라고 하는 것이다.

아미노산 풀에 단백질이 충분히 공급되지 않으면 우리 몸은 먼저 음식으로 섭취한 단백질을 사용하고, 부족한 부분은 몸속 근육 같은 체단백질을 분해해서 채우게 된다. 이 과정에서 근육 손실, 즉 근감소가 생긴다. 따라서 아미노산 풀에 단백질이 충분히 공급되어 균형을 이루도록 하는 것이 중요하다. 그러려면 단백질을 적절하게 섭취하고 여러 가지 영양소를 골고루 섭취해야 한다. 단백질 공급이 부족하면 근육 건강은 물론이고, 면역 항체, 호르몬, 효소 생성에도 문제가 생겨서 건강 전체에 나쁜 영향을 미칠 수 있다.

근육량이 부족한 사람은 아미노산 풀에 아미노산이 부족해서 근육을 유지하는 것조차 힘들어 면역 항체를 만들 여력이 부족해지고, 결국 면역력이 약해지기 쉽다. 단백질을 충분히 섭취하지 않으면 면역력이 약해져서 여러 면역 결핍 질환에 걸리기 쉬워진다는 점을 꼭 기억해야 한다.

05

마인드 :
스트레스를 다스리고 노화를 늦추는
생명의 방정식

 미국 존스홉킨스 의과대학 연구에 따르면, 지구상에 있는 3만 6천 가지 질병의 90%가 활성산소 때문에 생긴다고 한다. 이것은 스트레스 관리가 얼마나 중요한지를 보여주는 단적인 예다. 적당한 양의 활성산소는 세균, 박테리아, 독성 물질처럼 우리 몸에 해로운 것들을 공격하는 좋은 역할을 한다. 하지만 활성산소가 너무 많아지면 오히려 면역 체계를 혼란에 빠뜨려서 정상 세포를 적으로 착각하게 만들고, 정상 세포까지 마구잡이로 공격해서 세포를 손상시킨다.

 활성산소는 세포 속 DNA, 단백질, 지질 같은 생체 분자를 손상시키는 나쁜 산소 화합물이다. 세포가 손상되면 세포 수명이 짧아져서 노화가 시작되고, 세포 손상이 심해지면 결국 세포는 죽게 된다. 쇠가 공기와 만나면 녹이 슬듯이, 활성산소는 몸속 여러 기관 기능을 떨어뜨리거나 망가뜨리는 파괴적인 힘을 발휘한다. 이처럼 스트레스는 아드레날린 분비와 활성산소 과잉 생성을 촉진해서 몸 노화와 손상을 빠르게 진행시킨다. 스트레스는 그냥 심리적으로 불편한 정도가 아니라, 우리 몸을 병들게 하고 노화를 촉진하는 근본적인 원인이 되는 것이다.

스트레스 때문에 활성산소가 너무 많이 만들어지면 여러 노화 현상은 물론이고 심각한 질병이 생길 위험도 높아진다. 활성산소는 하루에도 7만 번이나 정상 세포를 공격하고, 이런 공격이 계속되면 세포 속 DNA 변형을 일으켜서 암 같은 무서운 병을 유발할 수 있다. 특히 활성산소는 암세포 성장과 퍼지는 것을 더 빠르게 만들기 때문에 더 위험하다.

우리 몸을 지키는 항산화 효소

항산화 효소는 활성산소의 나쁜 작용을 억제하고 없애주는 효소다. 대표적인 항산화 효소로는 비타민, 미네랄, 폴리페놀 등이 있다. 다행히 우리 몸은 활성산소를 해독하는 여러 항산화 효소를 스스로 가지고 있다.

비타민 C는 그 자체로 강력한 항산화 영양소다. 이들은 활성산소 때문에 손상된 세포를 보호하고, 활성산소와 싸우다 산화된 비타민 E를 다시 활성화시켜 항산화 능력을 회복시키는 작용을 한다. 또, 항산화 효소 양을 늘리는 효과도 있다.

글루타치온은 '비타민 G'라고도 불리며, 우리 몸에 꼭 필요한 영양소다. 몸속에서 자연적으로 만들어지고, 특히 간에서 많이 만들어지기 때문에 '간 해독제'라고도 불린다. 글루타치온은 여러 독성 물질이나 바이러스를 해독하는 작용을 돕는 아주 중요한 면역 효소 중 하나다.

글루타치온은 간 기능 활성화와 해독 작용을 돕는 핵심 영양소이므로, 글루타치온이 부족하면 간 기능이 떨어지고 노폐물 해독 능력도 함께 떨어진다. 문제는 이러한 글루타치온이 20대 이후 10년마다 약 15%씩 자연적으로 줄어들어서 부족해질 수 있다는 것이다. 이를 막기 위해 글루타치온이 많이 함유된 식재료를 섭취할 필요가 있다.

글루타치온은 육류, 생선, 해산물과 브로콜리, 무 같은 십자화과 채소에 많이 들어 있고, 필요하면 링거 주사로 보충하기도 한다. 십자화과 채소에 들어 있는 설포라판은 몸속에서 글루타치온으로 바뀌어서 항산화 작용을 돕는다. 설포라판은 브로콜리, 양배추, 케일 같은 십자화과 채소에 들어 있는 식물 화학 물질로, 항암 및 항산화 효과가 뛰어나다고 알려져 있다.

코엔자임 Q10, 즉 비타민 Q는 몸속에서 스스로 만들어지는 지용성 비타민과 비슷한 물질로 심장에 특히 많이 들어 있어서 '심장 비타민'이라고도 불린다. 코엔자임 Q10은 스스로 강력한 항산화 작용을 할 뿐 아니라, 다른 항산화 효소와 함께 활성산소를 몸에 해롭지 않은 산소로 바꿔주는 역할을 한다.

미네랄 중에서 대표적인 항산화제로는 셀레늄을 꼽을 수 있다. 셀레늄은 '회춘 미네랄', '항암 미네랄'이라고 불릴 정도로 강력한 항산화 능력을 가진 미네랄로, 중년 이후에는 꼭 챙겨 먹어야 하는 필수 영양소이다.

셀레늄은 그 자체로도 강력한 항산화 효과를 내고, 대표적인 노화 방지 영양소인 비타민 E보다 수백 배 강력한 항산화력을 자랑한다. 셀레늄은 활성산소를 비롯한 여러 유해 물질을 해독해서 독소로부터 우리 몸을 보호하고, 다른 항산화 효소를 활성화시키는 촉매 역할도 한다. 다시 말해, 셀레늄은 몸속 항산화 효소 시스템 작동 시작점이라고 할 수 있다. 셀레늄이 글루타치온을 활성화시키고, 글루타치온은 다시 항산화 효소를 활성화시키는 연쇄 작용을 통해 강력한 항산화 시스템을 구축한다. 셀레늄은 마늘, 현미, 카무트, 브라질너트 등에 많이 들어 있고, 뇌 기능 개선 효과도 뛰어나서 치매 예방에도 좋은 효과를 보인다.

폴리페놀 역시 강력한 항산화 효소로 작용하는 식물성 화학 물질이다. 폴리페놀은 스스로 움직일 수 없는 식물이 외부 위험과 강한 자외선으로부터 자신을 보호하기 위해 만드는 파이토케미컬의 일종으로, 몸속에서 항산화 작용뿐 아니라 항균, 항바이러스, 항알레르기 효과 등 여러 가지 좋은 기능을 한다. 특히 안토시아닌은 폴리페놀의 한 종류로, 노화 방지에 아주 좋은 효과를 내는 대표적인 식물 영양소로 알려져 있다. 안토시아닌은 항산화 효소가 부족한 노년층에서도 활성산소 제거 능력을 발휘하고, 혈액을 타고 몸속 곳곳을 돌면서 활성산소를 없애는 역할을 한다. 특히 활성산소 공격에 가장 약한 혈관을 보호하는 효과가 뛰어난 것으로 알려져 있다. 안토시아닌은 자색 고구마, 자색 양파, 포도, 마키베리처럼 보라색이나 검붉은색을 띠는 식품에 많이 들어 있다.

스트레스 호르몬인 코르티솔은 행복 호르몬으로 알려진 세로토닌 분비를 줄이거나 기능을 떨어뜨린다. 코르티솔은 스트레스를 받으면 분비되는 호르몬이고, 세로토닌은 기분 조절, 행복감, 안정감에 관여하는 신경전달물질이다. 스트레스를 효과적으로 관리하고 세로토닌 분비를 늘리려면 책을 읽거나, 명상을 하거나, 취미 생활을 하는 등 긍정적인 활동에 시간과 여유를 투자하는 것이 중요하다.

스트레스를 해소하려고 노력하는 것만큼이나, 마음속에 긍정적인 감정을 채워서 부정적인 생각이 들어올 틈을 주지 않는 것이 스트레스를 관리하는 더 좋은 방법이다. 작은 일에도 감사하는 마음을 갖고, 다른 사람을 배려하고, 자주 웃고, 가족, 친구, 연인과 스킨십을 자주 하고 칭찬을 주고받는 것과 같은 긍정적인 생활 습관을 꾸준히 실천하는 것이 중요하다.

스트레스 차단하는 인간관계 10가지 전략

1. 세상에서 가장 소중하고 사랑해야 할 존재는 바로 '나'와 '내 몸'이다. 자기 자신을 돌보는 것이 행복의 시작임을 잊지 말아야 한다.

2. 진정으로 자신을 사랑할 수 있어야 타인 또한 진심으로 사랑할 수 있다. 자기 사랑은 타인과의 건강한 관계의 출발점이다.

3. 자기 사랑의 전제 조건은 자신에 대한 확고한 믿음과 끊임없는 자기 투자다. 자신을 믿고, 자신에게 아낌없이 투자하는 것이 자기 사랑의 실천이다.

4. 타인을 사랑하되, '나'를 온전히 지킬 수 있는 한도 내에서 사랑해야 한다. 맹목적인 희생은 자신과 관계 모두를 파괴하는 행동임을 명심해야 한다.

5. 타인에게 과도한 배려나 헌신을 기대하지 마라. 기대가 클수록 실망 또한 커지는 법이다. 혹 상대방으로부터 배려나 호의를 받았다면 진심으로 감사하되, 다음에도 당연히 그럴 것이라고 기대하지는 마라.

6. '윈-윈 관계'는 이상적인 관계이지만, 현실에서는 드물고 어렵다는 것을 인정해야 한다. 대부분의 관계는 제로섬 게임과 유사하며, 한쪽이 이득을 보면 다른 쪽은 손해를 볼 수밖에 없는 상황에 놓일 수 있다. 손

해를 감수해야 하는 상황에 직면했을 때는 최대한 감정 소모를 줄이고 심리적 방어 태세를 갖춰야 한다. 감정적인 상처는 물질적인 손실보다 더 큰 피해를 초래할 수 있음을 명심해야 한다.

7. 인간관계는 게임과 같다. 아마추어든 프로든, 게임에 임할 때는 최선을 다해야 후회가 남지 않는다. 합리적인 해결책을 찾았다면, 주저하지 말고 최선을 다해 실행하라. 제대로 실행하지 않으면 상황은 개선되지 않고 후회만 남을 뿐이다. 해야 할 말은 분명하게 전달하고, 할 수 있는 최선을 다해야 한다.

8. '진인사대천명(盡人事待天命)'이라는 말처럼, 인간으로서 마땅히 해야 할 일을 다 했다면, 타인의 반응에 일희일비하지 마라. 긍정적인 반응이라면 기쁘게 받아들이면 되지만, 부정적인 반응이라고 해도 크게 개의치 않고 담담하게 받아들이는 초연함이 필요하다.

9. 타인의 평가에 지나치게 연연하지 마라. 때로는 과감하게 포기해야 할 인간관계도 존재한다. 미련을 버리고, 자신을 지치게 하는 관계에서 벗어나, 자신을 응원하고 행복하게 만들어주는 관계에 집중하는 것이 현명하다.

10. 인생은 '새옹지마(塞翁之馬)'와 같다. 좋은 일이 있으면, 언젠가는 나쁜 일도 찾아오기 마련이다. 하지만 불행한 시간을 최소화하는 것은

오롯이 자신의 몫이다. 고통스러운 시간을 슬기롭게 극복하고, 긍정적인 마음으로 좋은 시간을 기다리면, 행복한 시간은 반드시 다시 찾아올 것이다.

06

노화를 늦추는
1경 개의 에너지 공장, 미토콘드리아

　우리 몸속 '에너지 공장'이라 불리는 미토콘드리아는 자동차 엔진처럼 쉴 새 없이 에너지를 만들어서 우리가 건강하게 살아갈 수 있도록 돕는 아주 중요한 존재다. 우리 몸의 항상성, 즉 몸이 늘 최적의 상태를 유지하려는 것은 바로 이 미토콘드리아 덕분이라고 해도 과언이 아니다.

　미토콘드리아의 주요 연료는 우리가 먹는 음식물, 즉 포도당과 지방산, 아미노산이다. 미토콘드리아는 이 연료들을 ATP_{Adenosine Triphosphate}라는 에너지 화폐로 바꿔서 우리 몸에 공급한다. ATP는 세포 속에서 다양한 생명 활동에 필요한 에너지를 제공하는 아주 중요한 물질이다. 마치 우리가 돈을 벌어서 생활하는 것처럼, 우리 몸은 ATP를 만들어서 생명을 유지하는 것이다.

ATP를 만들 때 꼭 필요한 것이 산소다. 숨을 쉬는 이유도 바로 이 산소를 공급하기 위해서다. 만약 산소가 부족하면 미토콘드리아는 제 기능을 발휘하지 못하고, 에너지 생산 효율이 뚝 떨어진다. 20분의 1 수준으로 에너지를 덜 만들 뿐만 아니라, 몸에 피로 물질인 젖산까지 쌓이게 된다. 특히 젖산은 근육통을 유발하는 주범이다. 에너지 생산량은 줄고 피로는 쌓이니, 몸은 점점 지쳐가고 집중력도 떨어지는 악순환이 반복되는 것이다.

최근 연구 결과들을 보면, 미토콘드리아 기능 저하가 단순히 에너지가 부족한 문제에서 끝나는 것이 아니라, 암, 당뇨병, 심혈관 질환 같은 무서운 병들의 씨앗이 될 수 있다는 사실이 밝혀지고 있다. 건강하게 오래 살고 싶다면, 미토콘드리아 건강을 챙기는 것이 선택이 아닌 필수라는 것을 명심해야 한다. 운동, 스트레스 관리, 숙면, 건강한 식단, 이 모든 것이 미토콘드리아 건강과 직결된다는 사실을 잊지 말자.

나이가 들수록 미토콘드리아 숫자는 줄어들고, 기능도 떨어진다. 노화는 피할 수 없는 자연스러운 현상이지만, 미토콘드리아 노화는 우리 몸 전체 노화를 가속화하는 주범과 같다. 더 큰 문제는 제 기능을 못 하는 낡은 미토콘드리아가 활성산소라는 나쁜 찌꺼기를 과도하게 만들어낸다는 것이다. 활성산소는 세포를 공격하고 DNA까지 손상시켜서 세포를 늙고 병들게 한다.

암세포의 에너지 전략 : 미토콘드리아를 버리고 분열을 선택한 블랙홀

암세포는 쉴 새 없이 에너지를 소비하는 '에너지 블랙홀'과 같다. 쉴 새 없이 분열하고 성장하려면 엄청난 에너지가 필요하기 때문이다. 일반 세포는 미토콘드리아를 풀가동해서 에너지를 효율적으로 생산하지만, 희한하게도 암세포는 미토콘드리아 대신 엉뚱한 에너지 생산 방식에 집착한다. 암세포는 에너지 효율은 낮지만 속도는 빠른, 세포질에서 '해당 과정'*이라는 낡은 방식을 고집하는 것이다.

미토콘드리아를 이용하면 에너지는 많이 만들 수 있지만, 시간이 오래 걸리고 활성산소라는 불필요한 찌꺼기가 많이 나온다. 또, 세포 자살이라는 극단적인 선택을 할 수도 있다는 위험 부담까지 떠안아야 한다. 암세포 입장에서 미토콘드리아는 여러모로 불편한 존재인 셈이다. 암세포가 미토콘드리아를 멀리하고 해당 과정을 선호하는 현상을 과학자들은 '와버그 효과Warburg effect'라고 부른다. 와버그 효과는 암세포의 대표적인 특징 중 하나로, 암 진단과 치료에도 활용될 정도로 중요한 의미를 갖는다.

미토콘드리아는 세포가 스스로 목숨을 끊는 세포 자살이라는 극단적인 선택을 할 때도 중요한 역할을 한다. 세포가 더 이상 쓸모없거나, 암세포처럼 위험한 존재로 변했을 때, 미토콘드리아는 스스로 세포를 파

---

*해당 과정 : 포도당을 산소없이 분해하여 에너지를 얻는 과정.

괴하는 스위치를 켠다. 세포 자살은 낡고 병든 세포를 제거하여 우리 몸을 깨끗하게 유지하는 아주 중요한 자정 작용이다. 하지만 영악한 암세포는 미토콘드리아의 이러한 기능마저 역이용한다. 암세포는 미토콘드리아를 감쪽같이 속여서 세포 자살 스위치를 망가뜨리고, 영원히 죽지 않는 불멸의 세포로 변신한다. 최근 과학자들은 암세포 미토콘드리아를 다시 정상으로 되돌려 세포 자살을 유도하는 연구에 몰두하고 있다. 암세포 스스로 무너지게 하는 치료법이 현실이 된다면, 암 정복도 더 이상 꿈이 아닐 것이다.

미토콘드리아 기능 저하의 가장 큰 원인은 활성산소다. 활성산소는 미토콘드리아가 에너지를 만드는 과정에서 어쩔 수 없이 발생하는 부산물과 같다. 활성산소가 적당량이면 세균이나 바이러스를 없애는 긍정적인 역할도 하지만, 과도하게 많아지면 미토콘드리아를 공격해서 망가뜨리는 주범이 된다. 활성산소가 미토콘드리아를 공격하는 것을 산화 스트레스라고 한다. 산화 스트레스는 미토콘드리아 기능 저하의 악순환을 불러오고, 결국 우리 몸 전체를 병들게 하는 것이다. 활성산소는 숨 쉬는 기본적인 생리 활동, 스트레스, 면역 반응, 염증, 노화, 질병 등 다양한 원인으로 끊임없이 만들어진다. 과도한 운동, 과식, 과음, 흡연, 가공식품, 환경 오염, 자외선 같은 외부 자극 또한 활성산소 생산량을 늘린다.

소포체 스트레스, 질병의 숨겨진 시작점

소포체는 세포 속 '미로' 같은 존재다. 핵에서 뻗어 나와 세포 곳곳을 연결하는 그물망 구조인데, 세포 생명 유지에 필수적인 다양한 기능을 수행한다. 단백질과 지방을 합성하고, 칼슘을 저장하고, 독성 물질을 해독하는 등, 소포체는 세포의 '만능 해결사'라고 할 수 있다.

하지만 소포체도 과부하가 걸리면 문제가 생긴다. 소포체가 처리할 수 있는 양 이상의 미성숙 단백질이 쌓이거나, 칼슘 항상성에 문제가 생기면 소포체 기능이 마비되는 소포체 스트레스ER Stress 상태가 되는 것이다. 소포체 스트레스는 세포를 병들게 하는 것은 물론이고, 심하면 세포를 자살로까지 내모는 무서운 존재다.

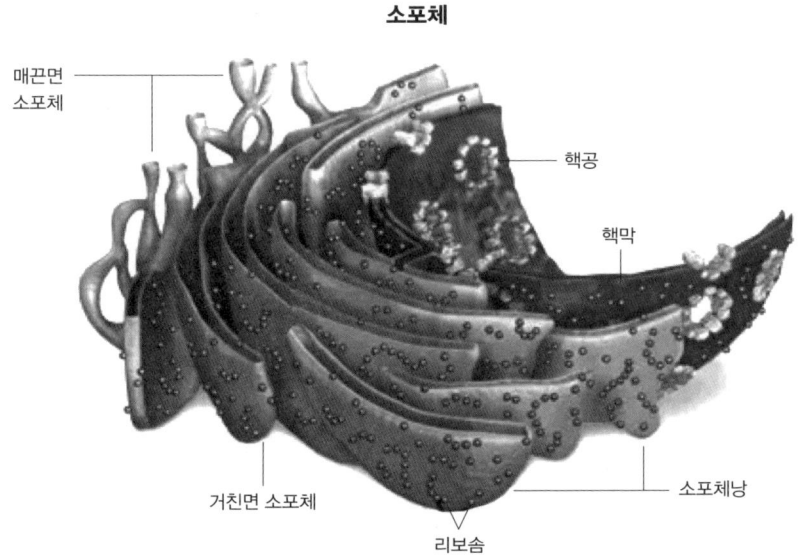

소포체

소포체에 스트레스가 쌓이면, 세포는 가만히 있지 않는다. 소포체 스트레스 반응이라는 자구책을 발동해서 스트레스를 해소하려고 안간힘을 쓴다. 마치 우리 몸이 감기에 걸렸을 때 열심히 열을 내서 감기 바이러스와 싸워 이겨내는 것과 비슷한 이치다. 하지만 소포체 스트레스가 만성적으로 지속되면, 세포는 점점 지쳐가고 오히려 더 큰 문제들이 생겨난다.

소포체 스트레스는 알츠하이머병, 파킨슨병 같은 뇌 질환, 당뇨병, 암 등 다양한 질병과 관련이 깊다. 특히 당뇨병의 경우, 소포체 스트레스는 인슐린 저항성을 유발하는 주요 원인으로 작용한다. 더 심각한 문제는 소포체 스트레스가 걷잡을 수 없이 심해지면 세포가 스스로 목숨을 끊는 세포 자살로 이어진다는 것이다. 소포체 스트레스는 간, 심장, 뇌와 같이 우리 몸에 필수적인 장기들의 기능 이상을 유발하고, 각종 질병의 씨앗이 되는 무서운 존재다. 건강하게 오래 살고 싶다면, 소포체 스트레스 관리에 적극적으로 나서야 한다. 소포체 스트레스의 주요 원인은 크게 다섯 가지로 정리할 수 있다.

소포체 스트레스의 다섯 가지 원인

첫째, 단백질 과부하다. 소포체가 감당하기 벅찰 정도로 많은 양의 단백질이 쏟아지면, 소포체는 스트레스를 받는다. 하지만 아이러니하게도, 단백질 과부하의 주범은 과도한 단백질 섭취가 아니다. 오히려 산화 스트레스, 바이러스 감염, 유전자 돌연변이, 영양 불균형, 약물 부작용 같은 의외의 원인들이 소포체에 더 큰 부담을 준다. 단백질 섭취량보다는 몸속 환경 관리가 소포체 건강에 더 중요하다는 것을 시사하는 대목이다.

최근 흥미로운 연구 결과가 발표되었다. 하버드 대학교 출신 의사가 한 달 동안 무려 720개의 달걀을 먹고 건강 상태를 확인해 봤더니, 혈중 콜레스테롤 수치가 오히려 낮아졌다는 것이다. 일반적으로 콜레스테롤이 많은 음식을 먹으면 혈중 콜레스테롤 수치가 높아진다고 알려져 있지만, 우리 몸은 콜레스테롤 수치를 스스로 조절하는 똑똑한 시스템을 갖추고 있다. 음식으로 콜레스테롤을 섭취하면, 우리 몸은 콜레신 Cholesin이라는 호르몬을 분비해서 간에서 콜레스테롤 생성을 억제한다. 콜레신은 혈중 LDL 콜레스테롤, 즉 나쁜 콜레스테롤 수치를 낮추는 착한 호르몬 역할을 하는 것이다. 이처럼 우리 몸은 외부 환경 변화에 유연하게 대처하고, 항상 건강을 유지하려고 노력한다.

둘째, 칼슘 항상성 불균형이 생긴다. 칼슘은 뼈 건강뿐만 아니라, 세포 기능 유지에도 필수적인 미네랄이다. 특히 소포체는 세포 내 칼슘 농도를 일정하게 유지하는 중요한 역할을 하는데, 소포체 내 칼슘 농도가 깨지면 소포체 스트레스가 유발될 수 있다. 칼슘이 부족하거나 너무 많아도 소포체는 제대로 기능하지 못하고, 스트레스에 시달리게 되는 것이다.

셋째, 오접힘 단백질 축적이다. 소포체는 단백질을 올바른 형태로 접는 역할을 하는데, 유전적인 요인, 환경적인 요인, 노화 등 다양한 원인으로 인해 단백질이 제대로 접히지 못하고 소포체 내에 쌓일 수 있다. 오접힘 단백질은 소포체 스트레스를 유발하는 것은 물론이고, 알츠하이머병, 파킨슨병, 프리온병 같은 퇴행성 질환의 원인이 되기도 한다. 나이가 들수록 단백질 품질 관리 시스템이 약해지면서 오접힘 단백질이 늘어나고, 소포체 스트레스 위험 또한 높아진다.

넷째, 비만과 당뇨병이다. 비만과 당뇨병은 소포체 스트레스를 악화시키는 주범이다. 비만과 당뇨병으로 인해 혈당과 지방이 과도하게 쌓이면, 소포체는 스트레스에 시달리고 염증 반응을 일으킨다. 소포체 스트레스는 다시 비만과 당뇨병을 악화시키는 악순환이 반복되는 것이다. 비만과 당뇨병은 소포체 스트레스를 통해 다양한 질병을 유발하는 도화선이 될 수 있다는 점을 명심해야 한다.

다섯째, 바이러스 감염과 특정 약물이다. 바이러스 감염이나 과도한 음주, 일부 약물 또한 소포체 스트레스를 유발할 수 있다.

이처럼 건강을 위협하는 다양한 요인들이 소포체 스트레스를 유발하고, 소포체 스트레스는 다시 우리 몸 곳곳을 망가뜨리는 악순환의 고리가 형성되는 것이다. 소포체 스트레스는 암, 당뇨병, 비만, 심혈관 질환 등 다양한 질병과 밀접한 관련이 있다. 소포체 스트레스를 효과적으로 관리하려면 건강한 생활 습관을 유지하는 것이 무엇보다 중요하다. 규칙적인 운동, 건강한 식단, 스트레스 조절, 이 세 가지는 소포체 스트레스를 예방하고 완화하는 가장 효과적인 방법이다.

소포체 스트레스는 아직까지 풀리지 않은 숙제가 많지만, 과학자들은 소포체 스트레스 메커니즘을 밝혀내고 질병 치료의 새로운 돌파구를 찾기 위해 끊임없이 연구하고 있다. 소포체 스트레스 연구가 우리 삶을 건강하게 바꾸는 혁명의 씨앗이 될 수 있기를 기대해 본다.

미토콘드리아를 깨우는 5가지 황금 열쇠

가장 먼저 칼로리 제한, 즉 소식은 미토콘드리아 건강을 지키는 가장 강력한 무기 중 하나다. 배고픔을 참는 고통스러운 다이어트가 아니라, 몸에 필요한 최소한의 칼로리만 섭취해서 몸을 가볍게 유지하는 건강 습관이다. 칼로리 섭취를 줄이면, 우리 몸은 시르투인 유전자라는 장수 유전자를 활성화시켜 노화를 늦추고 수명을 연장하는 놀라운 효과를 발휘한다. 시르투인 유전자는 수명 연장뿐만 아니라, 미토콘드리아 기능 향상에도 긍정적인 영향을 미친다. 적당히 배고픈 상태를 유지하는 것이 건강 장수의 비결이라는 사실을 잊지 말자.

케톤 또한 미토콘드리아를 깨우는 특별한 에너지원이다. 케톤은 우리 몸이 탄수화물 대신 지방을 태울 때 만들어지는 물질인데, 미토콘드리아를 활성화시켜 에너지 생산 효율을 높이는 효과가 있다. 탄수화물 섭취를 줄이고 지방 섭취를 늘리면, 우리 몸은 케톤을 주 에너지원으로 사용하는 케토시스Ketosis 상태가 된다. 케토시스 상태는 마치 자동차가 휘발유 대신 경유를 연료로 사용하는 것처럼 에너지 대사 방식을 바꾸는 것이다.

케톤은 뇌, 근육, 심장 등 우리 몸 곳곳에서 에너지원으로 사용될 수 있는데, 특히 뇌세포와 심장 근육 세포가 케톤을 아주 좋아한다. 케톤은 뇌-혈액 장벽을 통과해서 뇌세포에 직접 에너지를 공급할 수 있기 때문에 뇌 기능 향상에도 도움이 된다. 알츠하이머병 같은 퇴행성 뇌 질환 예방에도 케톤이 효과적이라는 연구 결과들이 속속 발표되고 있다. 케톤, 알면 알수록 놀라운 에너지원이다.

케톤 생산을 늘리려면 식습관을 바꿔야 한다. 탄수화물 섭취는 줄이고, 지방 섭취는 늘리는 저탄고지 식단이 대표적인 방법이다. 거꾸로 식사법처럼 식사 순서를 채소-단백질-탄수화물 순으로 바꾸는 것도 케톤 생성을 늘리는 데 도움이 된다. 간헐적 단식 또한 케톤 수치를 높이는 효과적인 방법이다. 하루 14~16시간 공복을 유지하면, 몸은 지방을 태워 케톤을 만들기 시작한다. 하지만 탄수화물은 미토콘드리아 활성화에 필수적인 ATP의 주요 재료이므로, 무작정 탄수화물을 줄이는 것은 위험하다. 탄수화물, 지방, 단백질, 비타민, 미네랄, 이 모든 영양소를 골고루 섭취하는 균형 잡힌 식단이 가장 중요하다는 것을 잊지 말자.

세 번째로 운동에 주목해야 한다. 운동이야말로 미토콘드리아를 깨우는 최고의 보약이다. 걷기, 조깅, 수영 같은 유산소 운동은 숨이 찰 정도로 몸을 움직여서, 몸속 세포들이 에너지를 더 많이 만들도록 자극한다. 유산소 운동은 혈액 순환을 촉진하고, 나트륨이뇨펩타이드와 일산화질소 같은 미토콘드리아 활성화 물질 분비를 늘려 미토콘드리아 숫자를 늘리고 기능을 향상시킨다.

갈색 지방과 백색 지방 또한 살펴봐야 하는 요소 중 하나다. 우리 몸에는 에너지를 저장하는 백색 지방과 에너지를 태워 열을 내는 갈색 지방, 두 종류의 지방이 있다. 갈색 지방은 백색 지방보다 미토콘드리아가 훨씬 많아서, 에너지를 활발하게 소모하고 체지방 감소에도 도움을 준다. 꾸준한 유산소 운동은 백색 지방을 갈색 지방으로 바꾸는 '지방 리모델링' 효과를 가져다주고, 미토콘드리아 숫자와 기능을 향상시켜 에너지 효율을 높여준다. 고강도 운동도 미토콘드리아를 활성화하지만, 꾸준히 하는 것이 더 중요하다는 것을 기억하자.

마지막으로 스트레스는 미토콘드리아의 가장 큰 적이다. 스트레스 호르몬인 코르티솔은 미토콘드리아 기능을 뚝 떨어뜨린다. 명상, 요가, 취미 생활, 충분한 휴식 등으로 스트레스를 관리하는 것이 미토콘드리아 건강을 지키는 중요한 방법이다. 잠 또한 미토콘드리아와 밀접한 관련이 있다. 깊고 충분한 잠은 호르몬 균형을 맞추고, 미토콘드리아 기능과 숫자를 늘리는 데 도움을 준다. 숙면은 미토콘드리아 건강의 필수 조건이라는 것을 잊지 말자.

미토콘드리아 건강을 위한 다양한 실천 전략

① 냉온수 교대 샤워

샤워 시 냉탕과 온탕을 번갈아 가며 사용하는 냉온수 샤워는 혈액 순환을 촉진하고 신진대사를 활발하게 하여 미토콘드리아 기능 활성화에 도움을 준다. 냉온수 자극은 혈관 수축과 확장을 반복시켜 혈관 탄력성을 높이고, 혈액 순환을 개선하는 효과를 나타낸다.

② 간헐적 단식

일주일에 두세 번 정도, 하루 14~16시간 공복 상태를 유지하는 간헐적 단식을 실천하는 것을 추천한다. 이러한 간헐적 단식은 시르투인 유전자 활성화를 유도하고 케톤체 생성을 촉진하여 미토콘드리아 기능 향상에 긍정적인 영향을 미친다. 또한, 단순히 체중 감량 효과뿐만 아니라, 세포 수준에서 노화 방지 및 에너지 효율 증진 효과를 가져다준다.

③ 햇빛 쬐기

하루 최소 30분 이상 햇볕을 쬐는 습관은 비타민 D 합성을 촉진하고 멜라토닌 분비량 증가를 유도하여 미토콘드리아 기능 활성화에 간접적으로 기여한다. 햇빛은 단순한 비타민 공급원을 넘어, 우리 몸의 생체 시계를 조절하고 활력 넘치는 삶을 유지하는 데 필수적인 자연 에너지원이다.

④ 전자파 노출 최소화

과도한 전자파 노출은 활성산소 생성을 촉진하고 미토콘드리아 기능을 저하시키는 요인이 될 수 있다. 따라서 스마트폰, 컴퓨터, TV 등 전자 기기 사용 시간을 최대한 줄이고, 전자파 발생량이 많은 장소는 가급적 피하는 것이 좋다. 현대 사회에서 전자 기기를 완전히 차단하기는 어렵지만, 의식적인 노력을 통해 전자파 노출량을 최소화하는 것이 중요하다.

⑤ 실내 공기 질 관리

미세먼지와 오염된 공기는 체내 활성산소 수치를 높이고 미토콘드리아 손상을 유발할 수 있다. 실내 공기 정화 식물을 활용하거나 공기청정기를 사용하여 실내 공기 질을 쾌적하게 유지하는 것이 미토콘드리아 건강 관리에 도움이 된다. 가급적 숲과 가까운 곳에 거주하여 자연 친화적인 환경에서 생활하는 것도 좋은 방법이다. 숲속의 맑은 공기는 심신의 안정과 미토콘드리아 활성화에 긍정적인 영향을 미치는 자연의 선물과 같다.

⑥ 친환경적인 식습관

식품의 생산지에서 일반 소비자의 식탁까지 이동하는 거리를 의미하는 '푸드 마일리지'가 짧은 지역 농산물을 선택하는 것이 좋다. 또한, 가공식품 섭취를 최소화하며, 최소한의 조리 과정을 거친 자연식품, 즉 비가공 식품을 섭취하라. 이는 미토콘드리아 건강뿐만 아니라, 우리 몸 전체의 건강을 지키는 현명한 식습관이다. 비가공 식품은 최소한의 가공 과정만을 거친 자연 상태에 가까운 식품으로, 곡물, 채소, 과일, 해산물, 육류 등이 이에 속한다.

⑦ 플라스틱 사용 줄이기

전자레인지 사용 시 환경호르몬 노출 위험이 높은 플라스틱 용기 사용을 최소화하고, 플라스틱 용기에 담긴 음료나 식수 섭취를 줄이는 것이 좋다. 환경호르몬은 내분비계 교란 물질이라고도 불리며, 플라스틱, 살충제, 제초제 등에 포함된 화학 물질로, 인체 호르몬 작용을 방해하고 건강에 악영향을 미칠 수 있기 때문이다. 또한, 미세 플라스틱 축적 가능성이 높은 큰 생선보다는 작은 생선 위주로 섭취하는 식습관을 들이는 것도 미세 플라스틱 노출을 줄이는 데 도움이 된다. 미세 플라스틱은 우리 눈에 보이지 않지만, 건강을 위협하는 조용한 살인자와 같다.

⑧ 미세먼지 해독 식품 섭취

녹차, 고등어, 미역, 마늘, 브로콜리, 미나리와 같이 미세먼지 해독 및 배출 효과가 뛰어난 식품을 꾸준히 섭취하는 것은 미세먼지로 인한 미토콘드리아 손상을 예방하는 데 도움이 된다. 이러한 식품들은 항산화 성분이 풍부하여 미세먼지로 인한 산화 스트레스를 완화하고 면역력 강화에도 기여한다.

⑨ 깨끗한 물 마시기

안전하게 정수된 깨끗한 물을 충분히 섭취하는 것은 체내 노폐물 배출을 돕고 신진대사를 원활하게 하여 미토콘드리아 기능 유지에 필수적이다. 약수와 같이 자연적으로 정화된 깨끗한 물을 섭취하거나, 가정용 정수기를 사용하여 수질을 꼼꼼하게 관리하는 것이 중요하다. 물은 생명의 근원이자, 우리 몸 모든 기능 유지에 필수적인 존재다.

에필로그

100세 시대를
어떻게 준비해야 할까?

인간은 과연 얼마나 오래 살 수 있을까요? 일반적으로 생명체의 DNA는 시간이 지나면서 화학구조가 변화하고, 메틸화 현상이 일어납니다. 메틸기는 DNA에 달라붙어 유전자 발현을 억제하는 역할을 하는데, 이 메틸화 현상을 분석하면 생물의 자연 수명을 측정할 수 있습니다. 놀랍게도 과거에는 이 방법으로 측정한 인간의 자연 수명이 고작 38년에 불과했습니다.

하지만 현재 우리는 그 한계를 훌쩍 뛰어넘었습니다. 2022년 기준 한국인의 평균 기대수명은 83.5세로, OECD 평균인 80.5세보다도 깁니다. 자연이 부여한 수명의 두 배 이상을 이끌어낸 것입니다. 이것은 불

건강한 환경을 극복하고, 건강한 생활 습관을 꾸준히 실천하며, 의학 기술을 발전시키고 적용하는 지혜와 능력을 갖추었기에 가능한 일이었습니다.

지금까지 과학계에서는 인간의 최대 수명이 100~115세 사이에서 멈출 것이라는 견해가 지배적이었습니다. 그러나 최근 의학계에서는 놀라운 주장이 등장했습니다. 인간 수명이 100세를 넘어 500세까지도 늘어날 수 있다는 것입니다. 이는 단순히 노화를 늦추는 '저속 노화'를 넘어, 노화된 세포를 다시 젊게 만드는 '역노화Reverse Aging' 이론이 현실화되고 있기 때문입니다.

역노화 기술은 세포 리프로그래밍을 통해 세포의 후성유전 정보를 재설정하는 첨단 과학입니다. 이미 실험실에서는 쥐와 원숭이의 시신경, 뇌 조직, 신장, 근육 등에서 세포 역노화가 일어나 수명이 연장되는 것을 확인했습니다. 이로 인해 많은 과학자들은 머지않은 미래에 인류의 평균 수명이 120세까지 늘어날 것으로 전망하고 있습니다. 80대가 되어도 과거의 40~50대처럼 활기차게 생활할 수 있는 시대가 다가오고 있는 것입니다.

미래에는 세포 노화 지연, 좀비 세포 제거, 노화 DNA 교환, 장수 DNA 3D 프린팅, 역노화 줄기세포 재생, 초개인화 장기 재생 기술 같은 혁신적인 기술들이 임상 연구를 마치고 속속 상용화될 것입니다. 하지만 이러한 최신 의학기술의 혜택을 받기 위해서는 그때까지 건강한 몸을 유지해야 합니다. 날로 발전하는 첨단 의학의 수혜자가 될 수 있도록 지금부터 자신의 건강 관리에 각별히 신경 써야 한다는 뜻입니다.

이 책을 통해 우리는 혈당이 노화를 초래하는 핵심 원인임을 깨달았습니다. 두 얼굴을 가진 혈당의 실체를 이해하고, 이를 능숙하게 관리할 때 비로소 혈당 노화의 위험에서 벗어날 수 있습니다. 건강한 식습관과 생활 습관을 지키는 것은 단순히 노화를 예방하는 것을 넘어 우리 몸을 젊게 만드는 데 중요한 역할을 합니다. 가장 기본적인 건강 실천이 가장 강력한 역노화 방법인 것입니다.

만약 지금 담배를 피우고 있다면, 오늘부터 끊길 권합니다. 술은 멀리하거나 최소한으로 줄이는 절제력을 발휘하길 조언합니다. 더불어 꾸준히 체계적으로 운동하고, 충분하고 깊은 수면을 취해야 합니다. 오메가3 지방을 충분히 섭취하고, 항상 체중 관리에 신경 써서 정상 체중을 유지해야 합니다. 정해진 시간에 천천히 꼭꼭 씹으며 소식하고, 거꾸로 식사법을 실천해야 합니다. 호르몬 분비에 문제가 생기지 않도록 꼼꼼하게 관리하고, 스트레스에 적극적으로 대응하며 해소 기술을 연마하시기 바랍니다.

발전하는 노인 의학과 역노화 기술을 항상 주시하며, 자신의 경제력 안에서 적극적으로 수용하고 도전한다면, 여러분은 최소 15년 이상 더 건강하게, 더 젊게 살 수 있습니다. 이것은 단순한 희망이 아니라 과학적 근거에 기반한 현실적 가능성입니다.

내 몸을 100년 가까이 건강하게 유지하기 위해서는 혈당의 무차별 공격에서 벗어나 노화 가속 페달을 밟지 않도록 주의하는 절제력이 무엇보다 중요합니다. 이제 이 책에서 배운 혈당 노화 예방법들을 일상에서 꾸준히 실천하는 일만 남았습니다. 그렇게만 한다면 자신의 유전자를 다시 프로그래밍하여 병들고 고통스러운 노년이 아닌, 질적으로 풍요로운 삶과 잃어버렸던 젊음의 시계를 되돌려 지속적인 젊음을 누릴 수 있을 것입니다.

여러분 모두 혈당 건강에 성공하여 저속 노화를 넘어 역노화의 길을 굳건하게 걷게 되기를 진심으로 응원합니다.

박민수 드림

누구나 10년 젊어지는 건강 혁명 프로젝트
과속 노화의 종말

초판 1쇄 발행 2025년 4월 16일

지은이	박민수
펴낸이	박성인
기획편집	강하나
기획마케팅	김일환
디자인	Desig
펴낸곳	허들링북스
출판등록	2020년 3월 27일 제2020-000036호
주소	서울시 강서구 공항대로 219, 3층 309-1호(마곡동, 센테니아)
전화 02-2668-9692	**팩스** 02-2668-9693
이메일	contents@huddlingbooks.com
ISBN	979-11-91505-51-1(03510)

*이 책은 허들링북스가 저작권자와의 계약에 따라 발행한 것이므로 무단 전재와 무단 복제를 금지하며, 이 책의 전부 또는 일부 내용을 이용하려면 반드시 저작권자와 허들링북스의 서면 동의를 받아야 합니다.
*파본은 구입하신 서점에서 교환해드립니다.